护理学基础理论与常见病护理

主编　李晓林　　席云芝　　付林林
　　　王燕燕　　毕建静　　陈家宝

上海科学普及出版社

图书在版编目（CIP）数据

护理学基础理论与常见病护理／李晓林等主编. —上海：上海科学普及出版社，2022.12
ISBN 978-7-5427-8359-2

Ⅰ.①护… Ⅱ.①李… Ⅲ.①常见病–护理学 Ⅳ.①R47

中国版本图书馆CIP数据核字（2022）第242659号

统　　筹　张善涛
责任编辑　陈星星
整体设计　宗　宁

护理学基础理论与常见病护理

主编　李晓林　席云芝　付林林
王燕燕　毕建静　陈家宝

上海科学普及出版社出版发行

（上海中山北路832号　邮政编码200070）
http://www.pspsh.com

各地新华书店经销　　山东麦德森文化传媒有限公司印刷
开本 710×1000 1/16　印张 11.25　插页 2　字数 202 400
2022年12月第1版　　2022年12月第1次印刷

ISBN 978-7-5427-8359-2　定价：128.00元
本书如有缺页、错装或坏损等严重质量问题
请向工厂联系调换

联系电话：0531-82601513

编委会

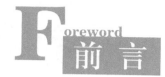

前言

在当今竞争日趋激烈的医疗市场中,护理学已经形成一门综合性的应用学科,护理质量的好与坏直接反映了医疗水平的高低,从南丁格尔创立护理专业之日起,护理工作便与人道主义精神和体贴患者、关爱生命的职业道德密切联系在一起。随着人们生活水平的提高和知识化时代的到来,人们对于护理专业的要求有了较高的标准,这就要求护理工作者在加强自身专业素质的同时也要认清时代发展的需要,努力掌握先进的护理理念以应变工作所需。因此,我们特组织了一批具有丰富临床护理经验的专家及骨干共同编写了《护理学基础理论与常见病护理》一书。

本书首先简要介绍了临床常用护理技术,然后重点介绍了各科常见病的病因病机、临床表现、护理评估、护理诊断、护理措施等方面的内容,如神经内科、呼吸内科、消化内科、心内科、肾内科等。本书资料翔实,内容简明扼要、重点突出,注重科学性和实用性的统一,并尽可能将国内外护理学的新进展、新技术、新成果提供给读者,是一本对临床护理工作者大有帮助的护理学参考用书。

在编写过程中,由于编者较多,写作方式和文笔风格不尽一致,虽已反复校对、多次修改,如有疏漏和不当之处,敬请广大读者提出宝贵的意见和建议,以便再版时进行修正。

《护理学基础理论与常见病护理》编委会

2022 年 11 月

Contents 目录

临床常用护理技术

第一节 皮内注射

一、目的

(1)进行药物过敏试验,以观察有无变态反应。

(2)预防接种。

(3)局部麻醉的起始步骤。

二、评估

(一)评估患者

(1)双人核对医嘱。

(2)核对患者床号、姓名、住院号和腕带(请患者自己说出床号和姓名)。

(3)评估患者病情、意识状态、配合能力、用药史、药物过敏史、不良反应史。

(4)向患者解释操作目的和过程,取得患者配合。

(5)查看注射部位皮肤情况(皮肤颜色,有无皮疹、感染和皮肤划痕阳性)。

(6)协助患者取舒适坐位或卧位。

(二)评估环境

安静整洁,宽敞明亮,必要时遮挡。

三、操作前准备

(一)人员准备

仪表整洁,符合要求。洗手,戴口罩。

(二)按医嘱配制药液

(1)操作台(治疗室):注射盘、无菌治疗巾、无菌镊子、1 mL 注射器、药液、安尔碘、75%乙醇、无菌棉签等。

（2）双人核对药液标签、药名、浓度、剂量、有效期、给药途径。

（3）检查瓶口有无松动、瓶身有无破裂、药液有无混浊、沉淀、絮状物和变质。

（4）检查注射器、安尔碘、75%乙醇、无菌棉签、包装无破裂、是否在有效期内。

（5）按正规操作抽吸药液，并贴好标识，置于无菌盘内。

（6）再次核对皮试液，并签名。

（三）物品准备

治疗车上层放置无菌盘（内置已抽吸好的药液）、治疗盘（75%乙醇、无菌棉签）、备用（1 mL 注射器1支、0.1%盐酸肾上腺素 1 支，变态反应时用）、快速手消毒剂、注射单，以上物品符合要求，均在有效期内。治疗车下层放置生活垃圾桶、医疗废物桶、锐器盒。

四、操作程序

（1）携用物推车至患者床旁，核对床号、姓名、住院号、腕带和药物过敏史（请患者自己说出床号和姓名）。

（2）选择注射部位（过敏试验选择前臂掌侧下 1/3；预防接种选择上臂三角肌下缘；局部麻醉则选择麻醉处）。

（3）75%乙醇常规消毒皮肤。

（4）二次核对患者床号、姓名和药名。

（5）排尽空气，药液至所需刻度，且药液不能外溢。

（6）一手绷紧局部皮肤，一手持注射器，针头斜面向上，与皮肤成 5°刺入皮内。

（7）待针头斜面完全进入皮内后，放平注射器，固定针栓并注入 0.1 mL 药液，使局部形成一个圆形隆起的皮丘（皮丘直径 5 mm，皮肤变白，毛孔变大）。

（8）迅速拔出针头，勿按揉和压迫注射部位。

（9）20 分钟后观察患者局部反应，做出判断。

（10）协助患者取舒适体位，整理床单位。

（11）快速用消毒剂消毒双手，签名。

（12）推车回治疗室，按医疗废物处理原则处理用物。

五、20 分钟后判断结果

（1）核对患者床号、姓名、住院号和腕带（请患者自己说出床号和姓名）。

（2）须经两人判断皮试结果，并将结果告知患者和家属。

（3）洗手，皮试结果记录在病历、护理记录单和病员一览表等处。阳性用红笔标记"＋"，阴性用蓝色或黑笔标记"－"。

（4）如对结果有怀疑，应在另一侧前臂皮内注入 0.1 mL 生理盐水做对照试验。

六、皮内试验结果判断

（一）阴性

皮丘无改变，周围无红肿，并无自觉症状。

（二）阳性

局部皮丘隆起，局部出现红晕、硬块，直径＞1 cm 或周围有伪足；或局部出现红晕，伴有小水疱者；或局部发痒者为阳性。严重时可出现过敏性休克。观察反应的同时，应询问有无头晕、心慌、恶心、胸闷、气短、发麻等不适症状，如出现上述症状时不可使用青霉素。

七、注意事项

（1）皮试药液要现用现配，剂量准确。

（2）备好相应抢救设备与药物，及时处理变态反应。

（3）行皮试前，尤其行青霉素过敏试验前必须询问患者家族史、用药史和药物过敏史，如有药物过敏史者不可做试验。

（4）药物过敏试验时，患者体位要舒适，不可采取直立位。

（5）选择注射部位时应注意避开瘢痕和皮肤红晕处。

（6）皮肤试验时禁用碘剂消毒，对乙醇过敏者可用生理盐水消毒，避免反复用力涂擦局部皮肤。

（7）拔出针头后，注射部位不可用棉球按压揉擦，以免影响结果观察。

（8）进针角度以针尖斜面全部刺入皮内为宜，进针角度过大易将药液注入皮下，影响结果的观察和判断。

（9）如需做对照实验，应用另一注射器和针头，抽吸无菌生理盐水，在另一前臂相同部位皮内注射0.1 mL，观察 20 分钟进行对照。告知患者皮试后 20 分钟内不要离开病房。如对结果有怀疑，应在另一侧前臂皮内注入 0.1 mL 生理盐水做对照试验。

（10）正确判断试验结果，对皮试结果阳性者，应在病历、床头或腕带、门诊病历和病员一览表上醒目标记，并将结果告知医师、患者和家属。

（11）特殊药物皮试，按要求观察结果。

第二节　皮　下　注　射

一、目的

(1)注入小剂量药物,用于不宜口服给药而需在一定时间内发生药效时。

(2)预防接种。

(3)局部供药,如局部麻醉用药。

二、评估

(一)评估患者

(1)双人核对医嘱。

(2)核对患者床号、姓名、住院号和腕带(请患者自己说出床号和姓名)。

(3)评估患者病情、意识状态、配合能力、用药史、药物过敏史、不良反应史等。

(4)向患者解释操作目的和过程,取得患者配合。

(5)查看注射部位皮肤情况(皮肤颜色,有无皮疹、感染)。

(6)协助患者取舒适坐位或卧位。

(二)评估环境

安静整洁,宽敞明亮,必要时遮挡。

三、操作前准备

(一)人员准备

仪表整洁,符合要求。洗手,戴口罩。

(二)按医嘱配制药液

(1)操作台上放置注射盘、纸巾、无菌治疗巾、无菌镊子、2 mL 注射器、医嘱用药液、安尔碘、75％乙醇、无菌棉签。

(2)双人核对药液标签、药名、浓度、剂量、有效期、给药途径。

(3)检查瓶口有无松动、瓶身有无破裂、药液有无混浊、沉淀、絮状物和变质。

(4)检查注射器、安尔碘、75％乙醇、无菌棉签等,包装无破裂,在有效期内。

(5)按正规操作抽吸药液,并贴好标识,置于无菌盘内。

(6)再次核对药液,记录时间并签名。

（三）物品准备

治疗车上层放置无菌盘（内置抽吸好的药液）、治疗盘（安尔碘、75％乙醇）、注射单、快速手消毒剂，以上物品符合要求，均在有效期内。治疗车下层放置生活垃圾桶、医疗废物桶、锐器盒。

四、操作程序

（1）携用物推车至患者床旁，核对床号、姓名、住院号和腕带（请患者自己说出床号和姓名）。

（2）根据注射目的选择注射部位（上臂三角肌下缘、两侧腹壁、后背、股前侧和外侧等）。

（3）常规消毒皮肤，待干。

（4）二次核对患者床号、姓名和药名。

（5）排尽空气；取干棉签夹于左手示指与中指之间。

（6）一手绷紧皮肤，另一手持注射器，示指固定针栓，针头斜面向上，与皮肤成30°～40°（过瘦患者可捏起注射部位皮肤，并减少穿刺角度）快速刺入皮下，深度为针梗的1/2～2/3；松开紧绷皮肤的手，抽动活塞，如无回血，缓慢推注药液。

（7）注射毕用无菌干棉签轻压针刺处，快速拔针后按压片刻。

（8）再次核对患者床号、姓名和药名，注射器按要求放置。

（9）协助患者取舒适体位，整理床单位，并告知患者注意事项。

（10）快速用消毒剂消毒双手，记录时间并签名。

（11）推车回治疗室，按医疗废物处理原则处理用物。

（12）洗手，根据病情书写护理记录单。

五、注意事项

（1）遵医嘱和药品说明书使用药品。

（2）长期注射者应注意更换注射部位。

（3）注射中、注射后观察患者不良反应和用药效果。

（4）注射＜1 mL药液时须使用1 mL注射器，以保证注入药液剂量准确无误。

（5）持针时，右手示指固定针栓，但不可接触针梗，以免污染。

（6）针头刺入角度不宜超过45°，以免刺入肌层。

（7）尽量避免应用对皮肤有刺激作用的药物作皮下注射。

（8）若注射胰岛素时，需告知患者进食时间。

第三节 肌 内 注 射

一、目的

注入药物,用于不宜或不能口服或静脉注射,且要求比皮下注射更快发生疗效时。

二、评估

(一)评估患者

(1)双人核对医嘱。

(2)核对患者床号、姓名、住院号和腕带(请患者自己说出床号和姓名)。

(3)评估患者病情、治疗情况、意识状态、用药史、药物过敏史、不良反应史、肢体活动能力和合作程度。

(4)向患者解释操作目的和过程,取得患者配合。

(5)查看注射部位皮肤情况(皮肤颜色,有无皮疹、感染和皮肤划痕阳性)。

(6)协助患者取舒适坐位或卧位。

(二)评估环境

安静整洁,宽敞明亮,必要时遮挡。

三、操作前准备

(一)人员准备

仪表整洁,符合要求。洗手,戴口罩。

(二)按医嘱配制药液

(1)操作台:注射盘、无菌盘、2 mL 注射器、5 mL 注射器、医嘱所用药液、安尔碘、无菌棉签。如注射用药为油剂或混悬液,需备较粗针头。

(2)双人核对药物标签、药名、浓度、剂量、有效期、给药途径。

(3)检查瓶口有无松动、瓶身有无破裂、药液有无混浊、变质。

(4)检查无菌注射器、安尔碘、无菌棉签等,包装无破裂,在有效期内。

(5)按正规操作抽吸药液,并贴好标识,置于无菌盘内。

(6)再次核对药液,记录时间并签名。

(三)物品准备

治疗车上层放置无菌盘(内置抽吸好药液)、安尔碘、注射单、无菌棉签、快速手消毒剂,以上物品符合要求,均在有效期内。治疗车下层放置生活垃圾桶、医疗废物桶、锐器盒。

四、操作程序

(1)携用物推车至患者床旁,核对床号、姓名、住院号和腕带(请患者自己说出床号和姓名)。

(2)协助患者取舒适体位,暴露注射部位,注意保暖,保护患者隐私,必要时可遮挡。

(3)选择注射部位(臀大肌、臀中肌、臀小肌、股外侧和上臂三角肌)。

(4)常规消毒皮肤,待干。

(5)再次核对患者床号、姓名和药名。

(6)拿取药液并排尽空气,取干棉签,夹于左手示指与中指之间,以一手拇指和示指绷紧局部皮肤,另一手持注射器,中指固定针栓,将针头迅速垂直刺入,深度约为针梗的2/3。

(7)松开紧绷皮肤的手,抽动活塞。如无回血,缓慢注入药液,同时观察反应。

(8)注射毕,用无菌干棉签轻按进针处,快速拔针,按压片刻。

(9)再次核对患者床号、姓名和药名。

(10)协助患者取舒适体位,整理床单位,注射后观察用药反应。

(11)快速用消毒剂消毒双手,记录时间并签名。

(12)推车回治疗室,按医疗废物处理原则处理用物。

(13)洗手,根据病情书写护理记录单。

五、常用肌内注射定位方法

(一)臀大肌肌内注射定位法

注射时应避免损伤坐骨神经。

1.十字法

从臀裂顶点向左或右侧画一水平线,然后从髂嵴最高点作一垂线,将一侧臀部被划分为4个象限,其外上象限并避开内角为注射区。

2.联线法

从髂前上棘至尾骨作一连线,其外1/3处为注射部位。

(二)臀中肌、臀小肌肌内注射定位法

(1)以示指尖和中指尖分别置于髂前上棘和髂嵴下缘处,在髂嵴、示指、中指之间构成一个三角形区域,示指与中指构成的内角为注射部位。

(2)髂前上棘外侧三横指处(以患者手指的宽度为标准)。

(三)股外侧肌肌内注射射定位法

在股中段外侧,一般成人可取髋关节下 10 cm 至膝关节的范围。此处大血管、神经干很少通过,且注射范围广,可供多次注射,尤其适用于 2 岁以下的幼儿。

(四)上臂三角肌肌内注射定位法

取上臂外侧,肩峰下 2～3 横指处。此处肌肉较薄,只可作小剂量注射。

(五)体位准备

1.卧位

臀部肌内注射时,为使局部肌肉放松,减轻疼痛与不适,可采用以下姿势。

(1)侧卧位:上腿伸直,放松,下腿稍弯曲。

(2)俯卧位:足尖相对,足跟分开,头偏向一侧。

(3)仰卧位:常用于危重和不能翻身的患者,采用臀中肌、臀小肌肌内注射法较为方便。

2.坐位

为门诊患者接受注射时常用体位。可供上臂三角肌或臀部肌肌内注射时采用。

六、注意事项

(1)遵医嘱和药品说明书使用药品。

(2)药液要现用现配,在有效期内,剂量要准确。选择两种药物同时注射时,应注意配伍禁忌。

(3)注射时应做到"两快一慢"(进针、拔针快,推注药液慢)。

(4)选择合适的注射部位,避免刺伤神经和血管,无回血时方可注射。

(5)注射时切勿将针梗全部刺入,以防针梗从根部衔接处折断。若针头折断,应先稳定患者情绪,并嘱患者保持原位不动,固定局部组织,以防断针移位,同时尽快用无菌血管钳夹住断端取出;如断端全部埋入肌肉,应速请外科医师处理。

(6)对需长期注射者,应交替更换注射部位,并选择细长针头,以避免减少硬结的发生。如因长期多次注射出现局部硬结时,可采用热敷、理疗等方法予以处理。

（7）2岁以下婴幼儿不宜选用臀大肌肌内注射,因其臀大肌尚未发育好,注射时有损伤坐骨神经的危险,最好选择臀中肌和臀小肌肌内注射。

第四节 静脉注射

一、目的

（1）所选用药物不宜口服、皮下、肌内注射,又需迅速发挥药效时。

（2）注入药物做某些诊断性检查,如对肝、肾、胆囊等造影时需静脉注入造影剂。

二、评估

（一）评估患者

（1）双人核对医嘱。

（2）核对患者床号、姓名、住院号和腕带(请患者自己说出床号和姓名)。

（3）了解患者病情、意识状态、配合能力、药物过敏史、用药史。

（4）评估患者穿刺部位的皮肤状况、肢体活动能力、静脉充盈度和管壁弹性。选择合适静脉注射的部位,评估药物对血管的影响程度。

（5）向患者解释静脉注射的目的和方法,告知所注射药物的名称,取得患者配合。

（二）评估环境

安静整洁,宽敞明亮。

三、操作前准备

（一）人员准备

仪表整洁,符合要求。洗手,戴口罩。

（二）物品准备

1.操作台

治疗单、静脉注射所用药物、注射器。

2.按要求检查所需用物,符合要求方可使用

（1）双人核对药物名称、浓度、剂量、有效期、给药途径。

（2）检查药物的质量、标签,液体有无沉淀和变色,有无渗漏、混浊和破损。

（3）检查注射器和无菌棉签的有效期、包装是否紧密无漏气，安尔碘的使用日期是否在有效期内。

3.配制药液

（1）安尔碘棉签消毒药物瓶口，掰开安瓿，瓶帽弃于锐器盒内。

（2）打开注射器，将外包装袋置于生活垃圾桶内，固定针头，回抽针栓，检查注射器，取下针帽置于生活垃圾桶内，抽取安瓿内药液，排气，置于无菌盘内。在注射器上贴上患者床号、姓名、药物名称、用药方法的标签。

（3）再次核对空安瓿和药物的名称、浓度、剂量、用药方法和时间。

4.备用物品

治疗车上层治疗盘内放置备用注射器一支、安尔碘、无菌棉签，无菌盘内放置配好的药液、垫巾。以上物品符合要求，均在有效期内。治疗车下层放置生活垃圾桶、医疗废物桶、锐器盒，含有效氯 250 mg/L 消毒液桶。

四、操作程序

（1）携用物推车至患者床旁，核对床号、姓名、住院号和腕带（请患者自己说出床号和姓名）。

（2）向患者说明静脉注射的方法、配合要点、注射药物的作用和不良反应。

（3）协助患者取舒适体位，充分暴露穿刺部位，放垫巾于穿刺部位下方。

（4）在穿刺部位上方 5～6 cm 处扎压脉带，末端向上，以防污染无菌区。

（5）安尔碘棉签消毒穿刺部位皮肤，以穿刺点为中心向外螺旋式旋转擦拭，直径＞5 cm。

（6）再次核对患者床号、姓名和药名。

（7）嘱患者握拳，使静脉充盈，左手拇指固定静脉下端皮肤，右手持注射器与皮肤成 15°～30°自静脉上方或侧方刺入，见回血可再沿静脉进针少许。

（8）保留静脉通路者安尔碘棉签消毒静脉注射部位三通接口，以接口处为中心向外螺旋式旋转擦拭。

（9）静脉注射过程中，观察局部组织有无肿胀，严防药液渗漏，如出现渗漏立即拔出针头，按压局部，另行穿刺。

（10）拔针后，指导患者按压穿刺点 3 分钟，勿揉，凝血功能差的患者适当延长按压时间。

（11）再次核对患者床号、姓名和药名。

（12）将压脉带与输液垫巾对折取出，输液垫巾置于生活垃圾桶内，压脉带放于含有效氯250 mg/L消毒液桶中。整理患者衣物和床单位，观察有无不良反应,并向患者讲明注射后注意事项。快速用消毒剂消毒双手,推车回治疗室,按医疗废物处理原则整理用物。

（13）洗手,在治疗单上签名并记录时间。按护理级别书写护理记录单。

五、注意事项

（1）严格执行查对制度,需双人核对医嘱。

（2）严格遵守无菌操作原则。

（3）了解注射目的、药物对血管的影响程度、给药途径、给药时间和药物过敏史。

（4）选择粗直、弹性好、易固定的静脉,避开关节和静脉瓣。常用的穿刺静脉为肘部浅静脉:贵要静脉、肘正中静脉、头静脉。小儿多采用头皮静脉。

（5）根据患者年龄、病情和药物性质掌握注入药物的速度,并随时听取患者主诉,观察病情变化。必要时使用微量注射泵。

（6）对需要长期注射者,应有计划地由小到大、由远心端到近心端选择静脉。

（7）根据药物特性和患者肝肾或心脏功能,采用合适的注射速度。随时听取患者主诉,观察体征和其病情变化。

第五节　休息与睡眠护理

休息与睡眠是人类最基本的生理需要。良好的休息和睡眠如同充分的营养和适度的运动一样,对保持和促进健康起着重要作用。作为护士,必须了解睡眠的分期、影响睡眠的因素及患者的睡眠习惯,切实解决患者的睡眠问题,帮助患者达到可能的最佳睡眠状态。

一、休息

休息是指在一段时间内,通过相对地减少机体活动,使身心放松,处于一种没有紧张和焦虑的松弛状态。休息包括身体和心理两方面的放松,通过休息,可以减轻疲劳和缓解精神紧张。

（一）休息的意义和方式

1.休息的意义

对健康人来说,充足的休息是维持机体身心健康的必要条件;对患者来说,充足的休息是促进疾病康复的重要措施。休息对维护健康具有重要的意义,具体表现为:①休息可以减轻或消除疲劳,缓解精神紧张和压力;②休息可以维持机体生理调节的规律性;③休息可以促进机体正常的生长发育;④休息可以减少能量的消耗;⑤休息可以促进蛋白质的合成及组织修复。

2.休息的方式

休息的方式是因人而异的,取决于个体的年龄、健康状况、工作性质和生活方式等因素。对不同的人而言,休息有着不同的含义。例如,对从事脑力劳动的人而言,他的休息方式可以是散步、打球、游泳等;而对于从事这些活动的运动员来讲,他的休息反而是读书、看报、听音乐。无论采取何种方式,只要达到缓解疲劳、减轻压力、促进身心舒适和精力恢复的目的,就是有效的休息。在休息的各种形式中,睡眠是最常见也是最重要的一种。

(二)休息的条件

要想得到充足的休息,应满足以下 3 个条件,即充足的睡眠、生理上的舒适和心理上的放松。

1.充足的睡眠

休息的最基本的先决条件是充足的睡眠。充足的睡眠可以促进个体精力和体力的恢复。虽然每个人所需要的睡眠时间有较大的区别,但都有最低限度的睡眠时数,满足了一定的睡眠时数,才能得到充足的休息。护理人员要尽量使患者有足够的睡眠时间和建立良好的睡眠习惯。

2.生理上的舒适

生理上的舒适也就是身体放松,是保证有效休息的前提。因此,在休息之前必须将患者身体上的不适降至最低程度。护理人员应为患者提供各种舒适服务,包括祛除或控制疼痛、提供舒适的体位或姿势、协助患者搞好个人卫生、保持适宜的温湿度、调节睡眠时所需要的光线等。

3.心理上的放松

要得到良好的休息,必须有效地控制和减少紧张和焦虑,心理上才能得到放松。患者由于生病、住院时个体无法满足社会上、职业上或个人角色在义务上的需要,加之住院时对医院环境及医务人员感到陌生,对自身疾病的担忧等,患者常常会出现紧张和焦虑。因此,护理人员应耐心与患者沟通,恰当地运用其知识和技能,提供及时、准确的服务,尽量满足患者的各种需要,才能帮助患者减少紧张和焦虑。

二、睡眠

睡眠是各种休息中最自然、最重要的方式。人的一生中有 1/3 的时间要用在睡眠上。任何人都需要睡眠,通过睡眠可以使人的精力和体力得到恢复,可以保持良好的觉醒状态,这样人才能精力充沛地从事劳动或其他活动。睡眠对于维持人的健康,尤其是促进疾病的康复,具有重要的意义。

(一)睡眠的定义

现代医学界普遍认为睡眠是一种主动过程,是一种知觉的特殊状态。睡眠时,人脑并没有停止工作,只是换了模式,虽然对周围环境的反应能力降低,但并未完全消失。通过睡眠,人的精力和体力得到恢复,睡眠后可保持良好的觉醒状态。

由此,可将睡眠定义为周期性发生的持续一定时间的知觉的特殊状态,具有不同的时相,睡眠时可相对地不做出反应。

(二)睡眠的原理

睡眠是与较长时间的觉醒交替循环的生理过程。目前认为,睡眠由睡眠中枢控制。睡眠中枢位于脑干尾端,它向上传导冲动,作用于大脑皮质(也称上行抑制系统),与控制觉醒状态的脑干网状结构上行激动系统的作用相拮抗,引起睡眠和脑电波同步化,从而调节睡眠与觉醒的相互转化。

(三)睡眠的分期

通过脑电图(EEG)测量大脑皮质的电活动,眼电图(EOG)测量眼睛的运动,肌电图(EMG)测量肌肉的状况,发现睡眠的不同阶段脑、眼睛、肌肉的活动处于不同的水平。正常的睡眠周期可分为两个相互交替的不同时相状态,即慢波睡眠和快波睡眠。成人进入睡眠后,首先是慢波睡眠,持续 80~120 分钟后转入快波睡眠,维持 20~30 分钟后,又转入慢波睡眠。整个睡眠过程中有 4~5 次交替,越近睡眠的后期,快波睡眠持续时间越长。两种睡眠时相状态均可直接转为觉醒状态,但在觉醒状态下,一般只能进入慢波睡眠,而不能进入快波睡眠。

1.慢波睡眠

脑电波呈现同步化慢波时相,伴有慢眼球运动,肌肉松弛但仍有一定张力,亦称正相睡眠或非快速眼球运动睡眠(non-rapid eye movement sleep, NREM sleep)。在这段睡眠期间,大脑的活动下降到最低,使得人体能够得到完全的舒缓。此阶段又可分为 4 期。

(1)第 I 期:为入睡期。第 1 期是所有睡眠时相中睡得最浅的一期,常被认为是清醒与睡眠的过渡阶段,仅维持几分钟,很容易被唤醒。此期眼球有着缓慢的运动,生理活动开始减少,同时生命体征和新陈代谢逐渐减缓,在此阶段的人们仍然认为自己是清醒的。

(2)第Ⅱ期:为浅睡期。此阶段的人们已经进入无意识阶段,不过仍可听到声音,仍然容易被唤醒。此期持续10~20分钟,眼球不再运动,机体功能继续变慢,肌肉逐渐放松,脑电图偶尔会产生较快的宽大的梭状波。

(3)第Ⅲ期:为中度睡眠期。持续15~30分钟。此期肌肉完全放松,心搏缓慢,血压下降,但仍保持正常,难以唤醒并且身体很少移动,脑电图显示梭状波与δ波(大而低频的慢波)交替出现。

(4)第Ⅳ期:为深度睡眠期。持续15~30分钟。全身松弛,无任何活动,极难唤醒,生命体征比觉醒时明显下降,体内生长激素大量分泌,人体组织愈合加快,遗尿和梦游可能发生,脑电波为慢而高的δ波。

2.快波睡眠

快波睡眠亦称异相睡眠或快速眼球运动睡眠(rapid eye movement sleep, REM sleep)。此期的睡眠特点是眼球转动很快,脑电波活跃,与觉醒时很难区分。其表现与慢波睡眠相比,是各种感觉功能进一步减退,唤醒阈值提高,极难唤醒,同时骨骼肌张力消失,肌肉几乎完全松弛。此外,这一阶段还会有间断的阵发性表现,如眼球快速运动、部分躯体抽动,同时有心排血量增加、血压上升、心率加快、呼吸加快而不规则等交感神经兴奋的表现。多数在醒来后能够回忆的生动、逼真的梦境都是在此期发生的。

睡眠中的一些时相对人体具有特殊的意义,如在NREM第Ⅳ期的睡眠中,机体会释放大量的生长激素来修复和更新上皮细胞和某些特殊细胞,如脑细胞,故慢波睡眠有利于促进生长和体力的恢复。而REM睡眠则对于学习记忆和精力恢复似乎很重要。因为在快波睡眠中,脑耗氧量增加,脑血流量增多,且脑内蛋白质合成加快,有利于建立新的突触联系,可加快幼儿神经系统成熟。同时快波睡眠对保持精神和情绪上的平衡最为重要。因为这一时期的梦境都是生动的、充满感情色彩的,此梦境可减轻、缓解精神压力,使人将忧虑的事情从记忆中消除。非快速眼球运动睡眠与快速眼球运动睡眠的比较见表1-1。

(四)睡眠周期

对大多数成人而言,睡眠是每24小时循环1次的周期性程序。一旦入睡,成人每晚经历4~6个完整的睡眠周期,每个睡眠周期由不同的睡眠时相构成,分别是NREM睡眠的4个时相和REM睡眠,持续60~120分钟不等,平均为90分钟。睡眠周期各时相按一定的顺序重复出现。这一模式总是从NREM第

1期开始,依次经过第Ⅱ期、第Ⅲ期、第Ⅳ期之后,返回 NREM 的第Ⅲ期然后到第Ⅱ期,再进入 REM 期,当 REM 期完成后,再回到 NREM 的第Ⅱ期(图 1-1),如此周而复始。在睡眠时相周期的任一阶段醒而复睡时,都需要从头开始依次经过各期。

表 1-1 非快速眼球运动睡眠与快速眼球运动睡眠的比较

项目	非快速眼球运动睡眠	快速眼球运动睡眠
脑电图	(1)第Ⅰ期:低电压 α 节律8～12 次/秒 (2)第Ⅱ期:宽大的梭状波 14～16 次/秒 (3)第Ⅲ期:梭状波与 δ 波交替 (4)第Ⅳ期:慢而高的 δ 波 1～2 次/秒	去同步化快波
眼球运动	慢的眼球转动或没有	阵发性的眼球快速运动
生理变化	(1)呼吸、心率减慢且规则 (2)血压、体温下降 (3)肌肉渐松弛 (4)感觉功能减退	(1)感觉功能进一步减退 (2)肌张力进一步减弱 (3)有间断的阵发性表现:心排血量增加,血压升高,呼吸加快且不规则,心率加快
合成代谢	人体组织愈合加快	脑内蛋白质合成加快
生长激素	分泌增加	分泌减少
其他	第Ⅳ期发生夜尿和梦游	做梦且为充满感情色彩、稀奇古怪的梦
恢复	有利于个体体力的恢复	有利于个体精力的恢复

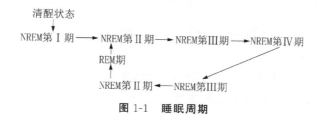

图 1-1 睡眠周期

在睡眠周期中,每一时相所占的时间比例随睡眠的进行而有所改变。一般刚入睡时,个体进入睡眠周期约 90 分钟后才进入 REM 睡眠,随睡眠周期的进展,NREM 第Ⅲ、Ⅳ时相缩短,REM 阶段时间延长。在最后一个睡眠周期中,REM 睡眠可达到 60 分钟。因此,大部分 NREM 睡眠发生在上半夜,REM 睡眠则多在下半夜。

(五)影响睡眠的因素

1.生理因素

(1)年龄:通常人睡眠的需要量与其年龄成反比,但有个体差异。新生儿期每天睡眠时间最长,可达 16～20 小时,成人 7～8 小时。

（2）疲劳:适度的疲劳,有助于入睡,但过度的精力耗竭反而会使入睡发生困难。

（3）昼夜节律:"睡眠-觉醒"周期具有生物钟式的节律性,如果长时间频繁地夜间工作或航空时差,就会造成该节律失调,从而影响入睡及睡眠质量。

（4）内分泌变化:妇女月经前期和月经期常出现嗜睡现象,绝经期妇女常失眠,与内分泌变化有关。

（5）寝前习惯:睡前的一些行为习惯,如看报纸杂志、听音乐、喝牛奶、洗热水澡或泡脚等,当这些习惯突然改变或被阻碍进行时,可能使睡眠发生障碍。

（6）食物因素:含有较多 L-色氨酸的食物,如肉类、乳制品和豆类都能促进入睡,缩短入睡时间,是天然的催眠剂;少量饮酒能促进放松和睡眠,但大量饮酒会干扰睡眠,使睡眠变浅;含有咖啡因的浓茶、咖啡及可乐饮用后使人兴奋,即使入睡也容易中途醒来,且总睡眠时间缩短。

2.病理因素

（1）疾病影响:几乎所有疾病都会影响睡眠。例如,各种原因引起的疼痛未能及时缓解时严重影响睡眠,精神分裂症、强迫性神经症等患者常处于过度觉醒状态。生病的人需要更多时间的睡眠来促进机体康复,却往往因为多种症状困扰或特殊的治疗限制而无法获得正常的睡眠。

（2）身体不适:身体的舒适是获得休息与安睡的先决条件,饥饿、腹胀、呼吸困难、憋闷、身体不洁、皮肤瘙痒、体位不适等都是常见的影响睡眠的原因。

3.环境因素

睡眠环境影响睡眠状况,适宜的温湿度、安静、整洁、舒适、空气清新的环境常可增进睡眠,反之则会对睡眠产生干扰。

4.心理因素

焦虑不安、强烈的情绪反应(如恐惧、悲哀、激动、喜悦)、家庭或人际关系紧张等常常影响患者的睡眠。

5.其他

食物摄入多少、体育锻炼情况、某些药物等也会影响睡眠型态。

（六）促进睡眠的护理措施

1.增进舒适

人们在感觉舒适和放松时才能入睡。为了使患者放松,对于一些遭受病痛折磨的患者采用有效镇痛的方法;做好就寝前的晚间护理,如协助患者洗漱、排便;帮助患者处于正确的睡眠姿势,妥善安置身体各部位的导管、引流管,以及牵引、固定等特殊治疗措施。

2.环境控制

人们睡眠时需要的环境条件包括适宜的室温和通风、最低限度的声音、舒适的床和适当的照明。一般冬季室温 18 ～22 ℃、夏季 25 ℃左右、相对湿度以 50%～60%为宜;根据患者需要,睡前开窗通风,清除病房内异味,使空气清新;保持病区尽可能地安静,尽量减少晚间交谈;提供清洁、干燥的卧具和舒适的枕头、被服;夜间调节住院单元的灯光。

3.重视心理护理

多与患者沟通交流,找出影响患者休息与睡眠的心理-社会因素,通过鼓励倾诉、正确指导,消除患者紧张和焦虑情绪,恢复平静、稳定的状态,提高休息和睡眠质量。

4.建立休息和睡眠周期

针对患者的不同情况,帮助患者建立适宜的休息和睡眠周期。患者入院后,原有的休息和睡眠规律被打乱,护士应在患者醒时进行评估、治疗和常规护理工作,避免因一些非必需任务而唤醒患者,同时鼓励患者合理安排日间活动,适当锻炼。

5.尊重患者的睡眠习惯

病情允许的情况下,护理人员应尽可能根据患者就寝前的一些个人习惯,选择如提供温热饮料,允许短时间的阅读、听音乐,协助沐浴或泡脚等方式促进睡眠。

6.健康教育

使患者了解睡眠对健康与康复的重要作用,心、身放松的重要意义和一些促进睡眠的常用技巧。与患者一起讨论有关休息和睡眠的知识,分析困扰患者睡眠的因素,针对具体情况给予相应指导,帮助患者建立有规律的生活方式,养成良好的睡眠习惯。

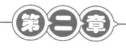

神经内科常见病护理

第一节 三叉神经痛

三叉神经痛是指三叉神经分布范围内反复发作短暂性剧烈疼痛,分为原发性及继发性两种。前者病因未明,可能是某些致病因素使三叉神经脱髓鞘而产生异位冲动或伪突触传递,近年来由于显微血管减压术的开展,多数认为主要原因是邻近血管压迫三叉神经根所致。继发性三叉神经痛常见原因有鼻咽癌颅底转移、中颅窝脑膜瘤、听神经瘤、半月节肿瘤、动脉瘤压迫、颅底骨折、脑膜炎、颅底蛛网膜炎、三叉神经节带状疱疹病毒感染等。

一、病因和发病机制

近年来由于显微血管减压术的开展,认为三叉神经痛的病因是邻近血管压迫了三叉神经根所致。绝大部分为小脑上动脉从三叉神经根的上方或内上方压迫了神经根,少数为小脑前下动脉从三叉神经根的下方压迫了神经根。血管对神经的压迫,使神经纤维挤压在一起,逐渐使其发生脱髓鞘改变,从而引起相邻纤维之间的短路现象,轻微的刺激即可形成一系列的冲动通过短路传入中枢,引起一阵阵剧烈的疼痛。

二、临床表现

多发生于40岁以上,女略多于男,多为单侧发病。突发闪电样、刀割样、钻顶样、烧灼样剧痛,严格限三叉神经感觉支配区内,伴有面部抽搐,又称"痛性抽搐",每次发作持续数秒钟至1～2分钟即骤然停止,间歇期无任何疼痛。在疲劳或紧张时发作较频。

三、治疗

(一)治疗原则

三叉神经痛无论原发性或继发性,在未明确病因或难以查出病因的情况下均可用药物治疗或封闭治疗,以缓解症状,倘若一旦确诊病因,应针对病因治疗,除非因高龄、身患严重疾患等因素难以接受者或病因去除治疗后仍疼痛发作,可继续采用药物治疗或封闭疗法。若服药不良反应大者亦可先选择封闭疗法。

(二)药物治疗

三叉神经痛的药物治疗主要用于患者发病初期或症状较轻者。经过一段时间的药物治疗,部分患者可达到完全治愈或症状得到缓解,表现在发作程度减轻、发作次数减少。

目前应用最广泛的、最有效的药物是抗癫痫药。在用药方面应根据患者的具体情况进行具体分析,各药可单独使用,亦可互相联合应用。在采用药物治疗过程中,应特别注意各种药物不良反应,联合应用。在采用药物治疗过程中,应特别注意各种药物不良反应,进行必要的检测,以免发生不良反应。

1.卡马西平

卡马西平亦称痛痉宁、痛可宁等。该药对三叉神经脊束核及丘脑中央内侧核部位的突触传导有显著的抑制作用。用药达到有效治疗量后多数患者于24小时内发作性疼痛即消失或明显减轻,文献报道,卡马西平可使70%以上的患者完全止痛,20%患者疼痛缓解,此药需长期服用才能维持疗效,多数停药后疼痛再现。不少患者服药后疗效有时会逐渐下降,需加大剂量。此药不能根治三叉神经痛,复发者再次服用仍有效。

用法与用量:口服开始时每次0.1～0.2 g,每日1～2次,然后逐日增加0.1 g。每日最大剂量不超过1.6 g,取得疗效后,可逐日逐次地减量,维持在最小有效量。如最大剂量应用2周后疼痛仍不消失或减轻时,则应停止服用,改用其他药物或治疗方法。

不良反应有眩晕、嗜睡、步态不稳、恶心,数天后消失,偶有白细胞减少、皮疹,可停药。

2.苯妥英钠

苯妥英钠为一种抗癫痫药,在未开始应用卡马西平之前,该药曾被认为是治疗三叉神经痛的首选药物,本药疗效不如卡马西平,止痛效果不完全,长期使用止痛效果减弱,因此,目前已列为第二位选用药物。

本品主要通过增高周围神经对电刺激的兴奋阈值及抑制脑干三叉神经脊髓

束的突触间传导而起作用。其疗效仅次于卡马西平,文献报道有效率为88%～96%,但需长期用药,停药后易复发。

用法与用量:成人开始时每次0.1 g,每日3次口服。如用药后疼痛不见缓解,可加大剂量到每日0.2 g,每日3次,但最大剂量不超过0.8 g/d。取得疗效后再逐渐递减剂量,以最小量维持。肌内注射或静脉注射:每次0.125～0.25 g,每日总量不超过0.5 g。临用时用等渗盐水溶解后方可使用。

不良反应为长期服用该药或剂量过大,可出现头痛、头晕、嗜睡、共济失调以及神经性震颤等。一般减量或停药后可自行恢复。本品对胃有刺激性,易引起厌食、恶心、呕吐及上腹痛等症状。饭后服用可减轻上述症状。长期服用可出现黏膜溃疡,多见于口腔及生殖器,并可引起牙龈增生,同时服用钙盐及抗过敏药可减轻。苯妥英钠并可引起白细胞减少、视力减退等症状。大剂量静脉注射,可引起心肌收缩力减弱、血管扩张、血压下降,严重时可引起心脏传导阻滞,心脏骤停。

3.氯硝西泮

本品为抗癫痫药物,对三叉神经痛也有一定疗效。服药4～12天,血浆药浓度达到稳定水平,为30～60 μg/mL。口服氯硝西泮后,30～60分钟作用逐渐显著,维持6～8小时,一般在最初2周内可达最大效应,其效果次于卡马西平和苯妥英钠。

用法与用量:氯硝安定药效强,开始1 mg/d,分3次服,即可产生治疗效果。而后每3日调整药量0.5～1 mg,直至达到满意的治疗效果,至维持剂量为3～12 mg/d。最大剂量为20 mg/d。

不良反应有嗜睡、行为障碍、共济失调、眩晕、言语不清、肌张力低下等,对肝肾功能也有一定的损害,有明显肝脏疾病的禁用。

4.山莨菪碱

山莨菪碱为从我国特产茄科植物山莨菪中提取的一种生物碱,其作用与阿托品相似,可使平滑肌松弛,解除血管痉挛(尤其是微血管),同时具有镇痛作用。本药对治疗三叉神经痛有一定疗效,近期效果满意,据文献报道有效率为76.1%～78.4%,止痛时间一般为2～6个月,个别达5年之久。

用法与用量。①口服:每次5～10 mg,每日3次,或每次20～30 mg,每日1次。②肌内注射:每次10 mg,每日2～3次,待疼痛减轻或疼痛发作次数减少后改为每次10 mg,每日1次。

不良反应有口干、面红、轻度扩瞳、排尿困难、视近物模糊及心率增快等反应。以上反应多在 1～3 小时内消失,长期用药不会蓄积中毒。有青光眼和心脏病患者忌用。

5.巴氯芬

巴氯芬化学名为[β-(P-氯苯基)γ-氨基丁酸],是抑制性神经递质 γ-氨基丁酸的类似物,临床试验研究表明本品能缓解三叉神经痛。用法:巴氯芬开始每次 10 mg,每日 3 次,隔日增加每日 10 mg,直到治疗的第 2 周结束时,将用量递增至每日 60～80 mg。每日平均维持量:单用者为 50～60 mg,与卡马西平或苯妥英钠合用者为 30～40 mg。文献报道,治疗三叉神经痛的近期疗效,巴氯芬与卡马西平几乎相同,但远期疗效不如卡马西平,巴氯芬与卡马西平或苯妥英钠均具有协同作用,且比卡马西平更安全,这一特点使巴氯芬在治疗三叉神经痛方面颇受欢迎。

6.麻黄碱

本品可以兴奋脑啡肽系统,因而具有镇痛作用,其镇痛程度为吗啡的 1/12～1/7。用法:每次 30 mg,肌内注射,每日 2 次。甲状腺功能亢进、高血压、动脉硬化、心绞痛等患者禁用。

7.硫酸镁

本品在眶上孔或眶下孔注射可治疗三叉神经痛。

8.维生素 B_{12}

文献报道,用大剂量维生素 B_{12},对治疗三叉神经痛确有较好疗效。方法:维生素 B_{12} 4 000 μg 加维生素 B_1 200 mg 加 2% 普鲁卡因 4 mL 对准扳机点作深浅上下左右四点式注药,对放射的始端作深层肌下进药,放射的终点作浅层四点式进药,药量可根据疼痛轻重适量进入。但由于药物作用扳机点可能变位,治疗时可酌情根据变位更换进药部位。

9.哌咪清(匹莫齐特)

文献报道,用其他药物治疗无效的顽固性三叉神经痛患者本品有效,且其疗效明显优于卡马西平。开始剂量为每日 4 mg,逐渐增加至每日 12～14 mg,分 2 次服用。不良反应以锥体外系反应较常见,亦可有口干、无力、失眠等。

10.维生素 B_1

在神经组织蛋白合成过程中起辅酶作用,参与胆碱代谢,其止痛效果差,只能作为辅助药物。用法与用量:①肌内注射 1 mg/d,每日 1 次,10 天后改为 2～3 次/周,持续 3 周为 1 个疗程;②三叉神经分支注射:根据疼痛部位可作眶上神经、眶下神经、上颌神经和下颌神经注射。剂量每次 500～1 000 μg,每周 2～

3 次；③穴位注射：每次 25～100 μg，每周 2～3 次。常用颊车、下关、四白及阿是穴等。

11.激素

原发性三叉神经痛和继发性三叉神经痛的病例，其病理改变在光镜和电镜下都表现为三叉神经后根有脱髓鞘改变。在临床治疗中发现，许多用卡马西平、苯妥英钠等治疗无效的患者，改用泼尼松、地塞米松等治疗有效。这种激素治疗的原理与治疗脱髓鞘疾病相同，利用激素的免疫抑制作用达到治疗三叉神经痛的目的。由于各学者报告的病例少，只是对一部分卡马西平、苯妥英钠治疗无效者应用有效，其长期效果和机制有待进一步观察。剂量与用量：①泼尼松（强的松、去氧可的松），每次 5 mg，每日 3 次。②地塞米松（氟美松），每次 0.75 mg，每日 3 次；注射剂每支 5 mg，每次 5 mg，每日 1 次，肌内或静脉注射。

（二）神经封闭法

神经封闭法主要包括三叉神经半月节及其周围支乙醇封闭术和半月节射频热凝法，其原理是通过乙醇的化学作用或热凝的物理作用于三叉神经纤维，使其发生坏变，从而阻断神经传导达到止痛目的。

1.三叉神经乙醇封闭法

封闭用乙醇一般浓度为 80% 左右（因封闭前注入局麻，故常用浓度为 98%）。

（1）眶上神经封闭：适用于三叉神经第 1 支痛。方法：患者取坐或卧位，位于眶上缘中内 1/3 交界处触及切迹，皮肤消毒及局麻后，用短细针头自切迹刺入皮肤直达骨面，找到骨孔后刺入，待患者出现放射痛时，先注入 2% 利多卡因 0.5～1 mL，待眶上神经分布区针感消失，再缓慢注入乙醇 0.5 mL 左右。

（2）眶下神经封闭：在眶下孔封闭三叉神经上颌支的眶下神经。适用于三叉神经第二支痛（主要疼痛局限在鼻旁、下眼睑、上唇等部位）。方法：患者取坐或卧位，位于距眶下缘约 1 cm，距鼻中线 3 cm，触及眶下孔，该孔走向与矢状面成 40°～45°角，长约 1 cm，故穿刺时针头由眶下孔作 40°～45°角向外上、后进针，深度不超过 1 cm，患者出现放射痛时，以下操作同眶上神经封闭。

（3）后上齿槽神经封闭：在上颌结节的后上齿槽孔处进行。适用于三叉神经第二支痛（痛区局限在上白齿及其外侧黏膜者）。方法：患者取坐或卧位，头转向健侧，穿刺点在颧弓下缘与齿槽嵴成角处，即相当于过眼眶外缘的垂线与颧骨下缘相交点，局部消毒后，先用左手指将附近皮肤向下前方拉紧，继之以 4～5 cm 长穿刺针自穿刺点稍向后上方刺入直达齿槽嵴的后侧骨面，然后紧贴骨面缓慢深入 2 cm 左右,即达后上齿槽孔处,先注入 2%利多卡因,后再注入乙醇。

(4)颏神经封闭:在下颌骨的颏孔处进行,适用于三叉神经第三支痛(主要局限在颏部、下唇)。方法:在下颌骨上、下缘间之中点相当于咬肌前缘和颏正中线之间中点找到颏孔,然后自后上方并与皮肤成 45°角向前下进针刺入骨面,插入颏孔,以下操作同眶上神经封闭。

(5)上颌神经封闭:适用于三叉神经第二支痛(痛区广泛及眶下神经封闭失效者)。上颌神经主干自圆孔穿出颅腔至翼腭窝。方法常用侧入法:穿刺点位于眼眶外缘至耳道间连线中点下方,穿刺针自该点垂直刺入深约 4 cm,触及翼突板,继之退针 2 cm 左右稍改向前方 15°角重新刺入,滑过翼板前缘,再深入 0.5 cm 即入翼腭窝内,患者有放射痛时,回抽无血后,先注入 2%利多卡因,待上颌部感觉麻后,注入乙醇 1 mL。

(6)下颌神经封闭:适用于三叉神经第三支痛(痛区广泛及眶下神经封闭失效者)。下颌神经主干自卵圆孔穿出。方法常用侧入法,穿刺点同上颌神经穿刺点,垂直进针达翼突板后,退针 2 cm 再改向上后方 15°角进针,患者出现放射痛后,注药同上颌神经封闭。

(7)半月神经节封闭:适用于三叉神经第二、三支痛或第一、二、三支痛,方法常用前入法:穿刺点在口角上方及外侧约 3 cm 处,自该点进针,方向后、上、内即正面看应对准向前直视的瞳孔,从侧面看朝颧弓中点,约进针 5 cm 处达颅底触及试探,当刺入卵圆孔时,患者即出现放射痛(下颌区),则再推进 0.5 cm,上颌部亦出现剧痛即确入半月节内。回抽无血、无脑脊液,先注入 2%利多卡因 0.5 mL 同侧面部麻木后,再缓慢注入乙醇 0.5 mL。

以上乙醇封闭法的治疗效果差异较大,短者数月,长者可达数年。复发者可重复封闭,但难以根治。

2.三叉神经半月节射频热凝法

该法首先由 Sweat(1974 年)提出,它通过穿刺半月节插入电极后用电刺激确定电极位置,从而有选择地用射频温控定量灶性破坏法,达到止痛目的。方法如下。

(1)半月节穿刺:同半月节封闭术。

(2)电刺激:穿入成功后,插入电极通入 0.2~0.3 V,用 50~75 w/s 的方波电流,这时患者感觉有刺激区的蚁行感。

(3)射频温探破坏:电刺激准确定位后,打开射频发生器,产生射频电场,此时为进一步了解电极位置,可将温度控制在 42~44 ℃,这种电流可造成可逆性损伤并刺激产生疼痛,一旦电极位置无误,则可将温度增高,每次 5 ℃,增高至 60～80 ℃,每次 30～60 秒,在破坏第一支时,则稍缓慢加热并检查角膜反射。此方法有效率为 85% 左右,但仍复发而不能根治。

3.三叉神经 γ 刀放射疗法

1991 年,有学者利用 MRI 定位像输入 HP-9000 计算机,使用 Gamma plan 进行定位和定量计算,选择三叉神经感觉根进脑干区为靶点照射,达到缓解症状目的,其疗效尚不明确。

四、护理评估

(一)健康史评估

1.原发性三叉神经痛

原发性三叉神经痛是一种病因尚不明确的疾病。但三叉神经痛可继发于脑桥、小脑脚占位病变压迫三叉神经以及多发硬化等所致。因此,应询问患者是否患有多发硬化,检查有无占位性病变,每次面部疼痛有无诱因。

2.评估患者年龄

此病多发生于中老年人。40 岁以上起病者占 70%～80%,女略多于男,比例为 3∶1。

(二)临床观察与评估

(1)评估疼痛的部位、性质、程度、时间。通常疼痛无预兆,大多数人单侧,开始和停止都很突然,间歇期可完全正常。发作表现为电击样、针刺样、刀割样或撕裂样的剧烈疼痛,每次数秒至2分钟。疼痛以面颊、上下颌及舌部最为明显;口角、鼻翼、颊部和舌部为敏感区。轻触即可诱发,称为扳机点;当碰及触发点如洗脸、刷牙时疼痛发作。或当因咀嚼、呵欠和讲话等引起疼痛。以致患者不敢做这些动作。表现为面色憔悴、精神抑郁和情绪低落。

(2)严重者伴有面部肌肉的反复性抽搐、口角牵向患侧,称为痛性抽搐。并可伴有面部发红、皮温增高、结膜充血和流泪等。严重者可昼夜发作,夜不成眠或睡后痛醒。

(3)病程可呈周期性。每次发作期可为数日、数周或数月不等;缓解期亦可数日至数年不等。病程愈长,发作愈频繁愈重。神经系统检查一般无阳性体征。

(4)心理评估。使用焦虑量表评估患者的焦虑程度。

五、护理诊断

(一)疼痛

主要由于三叉神经受损引起面颊、上下颌及舌疼痛。

(二)焦虑

与疼痛反复、频繁发作有关。

六、护理目标

(1)患者自感疼痛减轻或缓解。

(2)患者述舒适感增加,焦虑症状减轻。

七、护理措施

(一)治疗护理

1.药物治疗

原发性三叉神经痛首选卡马西平治疗。其不良反应为头晕、嗜睡、口干、恶心、皮疹、再生障碍性贫血、肝功能损害、智力和体力衰弱等。护理者必须注意观察,每1~2个月复查肝功和血常规。偶有皮疹、肝功能损害和白细胞减少,需停药;也可按医师建议单独或联合使用苯妥英钠、氯硝西泮、巴氯芬、野木瓜等治疗。

2.封闭治疗

三叉神经封闭是注射药物于三叉神经分支或三叉神经半月节上,阻断其传导,导致面部感觉丧失,获得一段时间的止痛效果。注射药物有无水乙醇、甘油等。封闭术的止痛效果往往不够满意,远期疗效较差,还有可能引起角膜溃疡、失明、颅神经损害、动脉损伤等并发症。且对三叉神经第一支疼痛不适用。但对全身状况差不能耐受手术的患者、鉴别诊断以及为手术创造条件的过渡性治疗仍有一定的价值。

3.经皮选择性半月神经节射频电凝治疗

在X线监视下或经CT导向将射频电极针经皮插入半月神经节,通电加热至65~75℃维持1分钟,可选择性地破坏节后无髓鞘的传导痛温觉的Aβ和C细纤维,保留有髓鞘的传导触觉的Aα和粗纤维,疗效可达90%以上,但有面部感觉异常、角膜炎、咀嚼无力、复视和带状疱疹等并发症。长期随访复发率为21%~28%,但重复应用仍有效。本方法尤其适用于年老体弱不适合手术治疗的患者、手术治疗后复发者以及不愿意接受手术治疗的患者。

射频电凝治疗后并发症的观察护理:观察患者的恶心、呕吐反应,随时处理污物,遵医嘱补液补钾;询问患者有无局部皮肤感觉减退,观察其是否有同侧角膜反射迟钝、咀嚼无力、面部异样不适感觉。并注意给患者进餐软食,洗脸水温要适宜。如有术中穿刺方向偏内、偏深误伤视神经引起视力减退、复视等并发症,应积极遵医嘱给予治疗并防止患者活动摔伤、碰伤。

4.外科治疗

(1)三叉神经周围支切除及抽除术:两者手术较简单,因神经再生而容易复发,故有效时间短,目前较少采用,仅限于第一支疼痛者姑息使用。

(2)三叉神经感觉根切断术:经枕下入路三叉神经感觉根切断术,三叉神经痛均适用此种入路,手术操作较复杂,危险性大,术后反应较多,但常可发现病因,可很好保护运动根及保留部分面部和角膜触觉,复发率低,至今仍广泛使用。

(3)三叉神经脊束切断术:此手术危险性太大,术后并发症严重,现很少采用。

(4)微血管减压术:已知有 85%～96% 的三叉神经痛患者是由于三叉神经根存在血管压迫所致,用手术方法将压迫神经的血管从三叉神经根部移开,疼痛则会消失,这就是微血管减压术,因为微血管减压术是针对三叉神经痛的主要病因进行治疗,去除血管对神经的压迫后,约 90% 的患者疼痛可以完全消失,面部感觉完全保留,而达到根治的目的,微血管减压术可以保留三叉神经功能,运用显微外科技术进行手术,减小了手术创伤,很少遗留永久性神经功能障碍,术中手术探查可以发现引起三叉神经痛的少见病因,如影像学未发现的小肿瘤、蛛网膜增厚及粘连等,因而成为原发性三叉神经痛的首选手术治疗方法。

三叉神经微血管减压术的手术适应证:正规药物治疗一段时间后,药物效果不明显或疗效明显减退的患者;药物过敏或严重不良反应不能耐受;疼痛严重,影响工作、生活和休息者。

微血管减压术治疗三叉神经痛的临床有效率为 90%～98%,影响其疗效的因素很多,其中压迫血管的类型、神经受压的程度及减压方式的不同对其临床治疗和预后的判断有着重要的意义。微血管减压术治疗三叉神经痛也存在 5%～10% 的复发率,不同术者和手术方法的不同差异很大。研究表明,患者的性别、年龄、疼痛的支数、疼痛部位、病程、近期疗效及压迫血管的类型可能与复发存在一定的联系。导致三叉神经痛术后复发的主要原因有:①病程超过 8 年;②静脉为压迫因素;③术后无即刻症状消失者。三叉神经痛复发最多见于术后 2 年内,2 年后复发率明显降低。

(二)心理支持

由于本病为突然发作的反复的阵发性剧痛,易出现精神抑郁和情绪低落等表现,护士应关心、理解、体谅患者,帮助其减轻心理压力,增强战胜疾病的信心。

(三)健康教育

指导患者生活有规律,合理休息、娱乐;鼓励患者运用指导式想象、听音乐、阅读报刊等分散注意力,消除紧张情绪。

第二节　面神经炎

面神经炎又称 Bell 麻痹,系面神经在茎乳孔以上面神经管内段的急性非化脓性炎症。

一、病因

病因不明,一般认为面部受冷风吹袭、病毒感染、自主神经功能紊乱造成面神经的营养微血管痉挛,引起局部组织缺血、缺氧。近年来也有认为可能是一种免疫反应。膝状神经节综合征则系带状疱疹病毒感染,使膝状神经节及面神经发生炎症所致。

二、临床表现

无年龄和性别差异,多为单侧,偶见双侧,多为格林-巴利综合征。发病与季节无关,通常急性起病,数小时至 3 天达到高峰。病前 1～3 天患侧乳突区可有疼痛。同侧额纹消失,眼裂增大,闭眼时,眼睑闭合不全,眼球向外上方转动并露出白色巩膜,称 Bell 现象。病侧鼻唇沟变浅,口角下垂。不能作噘嘴和吹口哨动作,鼓腮时病侧口角漏气,食物常滞留于齿颊之间。

若病变波及鼓索神经,尚可有同侧舌前 2/3 味觉减退或消失。镫骨肌支以上部位受累时,出现同侧听觉过敏。膝状神经节受累时除面瘫、味觉障碍和听觉过敏外,还有同侧唾液、泪腺分泌障碍,耳内及耳后疼痛,外耳道及耳郭部位带状疱疹,称膝状神经节综合征。一般预后良好,通常于起病 1～2 周后开始恢复,2～3 个月内痊愈。发病时伴有乳突疼痛、老年人、患有糖尿病和动脉硬化者预后差。可遗有面肌痉挛或面肌抽搐。可根据肌电图检查及面神经传导功能测定判断面神经受损的程度和预后。

三、诊断和鉴别诊断

根据急性起病的周围性面瘫即可诊断。但需与以下疾病鉴别。

格林-巴利综合征:可有周围面瘫,多为双侧性,并伴有对称性肢体瘫痪和脑脊液蛋白-细胞分离。

中耳炎迷路炎乳突炎等并发的耳源性面神经麻痹,以及腮腺炎肿瘤下颌化脓性淋巴结炎等所致者多有原发病的特殊症状及病史。

颅后窝肿瘤或脑膜炎引起的周围性面瘫:起病较慢,且有原发病及其他脑神经受损表现。

四、治疗

(一)急性期治疗

以改善局部血液循环,消除面神经的炎症和水肿为主。如系带状疱疹所致的 Hunt 综合征,可口服阿昔洛韦 5 mg/(kg·d),每日 3 次,连服 7～10 天。

1.皮质类固醇激素

泼尼松(20～30 mg)每日 1 次,口服,连续 7～10 天。

2.改善微循环,减轻水肿

706 代血浆(羟乙基淀粉)或低分子右旋糖酐 250～500 mL,静脉滴注每日 1 次,连续 7～10 天,亦可加用脱水利尿药。

3.神经营养代谢药物的应用

维生素 B_1 50～100 mg,维生素 B_{12} 500 μg,胞磷胆碱 250 mg,辅酶 Q_{10} 5～10 mg等,肌内注射,每日 1 次。

4.理疗

茎乳孔附近超短波透热疗法,红外线照射。

(二)恢复期治疗

以促进神经功能恢复为主。

(1)口服维生素 B_1、维生素 B_{12} 各 1～2 片,每日 3 次;地巴唑10～20 mg,每日 3 次。亦可用加兰他敏 2.5～5 mg,肌内注射,每日 1 次。

(2)中药,针灸,理疗。

(3)采用眼罩,滴眼药水,涂眼药膏等方法保护暴露的角膜。

(4)病后 2 年仍不恢复者,可考虑行神经移植治疗。

五、护理措施

(一)一般护理

(1)病后 2 周内应注意休息,减少外出。

(2)本病一般预后良好,约80%患者可在 3～6 周内痊愈,因此应向患者说明病情,使其积极配合治疗,解除心理压力,尤其年轻患者应保持健康心态。

（3）给予易消化、高热能的半流饮食，保证机体足够营养代谢，增加身体抵抗力。

（二）观察要点

面神经炎是神经科常见病之一，在护理观察中主要注意以下 2 个方面的鉴别。

1.分清面瘫属中枢性还是周围性瘫痪

中枢性面瘫系由对侧皮质延髓束受损引起的，故只产生对侧下部面肌瘫痪，表现为鼻唇沟浅、口角下坠、露齿、鼓腮、吹口哨时出现肌肉瘫痪，而皱额、闭眼仍正常或稍差。哭笑等情感运动时，面肌仍能收缩。周围性面瘫所有表情肌均瘫痪，不论随意或情感活动，肌肉均无收缩。

2.正确判断患病一侧

面肌挛缩时病侧鼻唇沟加深，眼裂缩小，易误认健侧为病侧。如让患者露齿时可见挛缩侧面肌不收缩，而健侧面肌收缩正常。

（三）保护暴露的角膜及防止结膜炎

由于患者不能闭眼，因此必须注意眼的清洁卫生。

（1）外出必须戴眼罩，避免尘沙进入眼内。

（2）每日抗生素眼药水滴眼，入睡前用眼药膏，以防止角膜炎或暴露性角结膜炎。

（3）擦拭眼泪的正确方法是向上，以防止加重外翻。

（4）注意用眼卫生，养成良好习惯，不能用脏手、脏手帕擦泪。

（四）保持口腔清洁防止牙周炎

由于患侧面肌瘫痪，进食时食物残渣常停留于患侧颊齿间，故应注意口腔卫生。

（1）经常漱口，必要时使用消毒漱口液。

（2）正确使用刷牙方法，应采用"短横法或竖转动法"两种方法，以去除菌斑及食物残片。

（3）牙齿的邻面与间隙容易堆积菌斑而发生牙周炎，可用牙线紧贴牙齿颈部，然后在邻面作上下移动，每个牙齿 4～6 次，直至刮净。

（4）牙龈乳头萎缩和齿间空隙大的情况下可用牙签沿着牙龈的形态线平行插入，不宜垂直插入，以免影响美观和功能。

（五）家庭护理

1.注意面部保暖

夏天避免在窗下睡觉，冬天迎风乘车要戴口罩，在野外作业时注意面部及耳后的保护。耳后及病侧面部给予温热敷。

2.平时加强身体锻炼

增强抗风寒侵袭的能力，积极治疗其他炎性疾病。

3.瘫痪面肌锻炼

因面肌瘫痪后常松弛无力，患者自己可对着镜用手掌贴于瘫痪的面肌上做环形按摩，每日3～4次，每次15分钟，以促进血液循环，并可减轻患者面肌受健侧的过度牵拉。当神经功能开始恢复时，鼓励患者练习病侧的各单个面肌的随意运动，以促进瘫痪肌的早日康复。

第三节　脊　髓　炎

脊髓炎系指由于感染或毒素侵及脊髓所致的疾病，更因其在脊髓的病变常为横贯性者，故亦称横贯性脊髓炎。

一、病因

脊髓炎不是一个独立的疾病，它可由许多不同的病因所引起，主要包括感染与毒素两类。

（一）感染

感染是引致脊髓炎的主要原因之一。可以是原发的，亦可以为继发的。原发性者最为多见，即指由于病毒所引致的急性脊髓炎而言。继发性者为起病于急性传染病，如麻疹、猩红热、白喉、流行性感冒、丹毒、水痘、肺炎、心内膜炎、淋病与百日咳等病的病程中，疫苗接种后或泌尿系统慢性感染性疾病时。

（二）毒素

无论外源毒素或内源毒素，当作用于脊髓时均可引致脊髓炎。较为常见可能引起脊髓炎的外源毒素有一氧化碳中毒、二氧化碳中毒、脊髓麻醉与蛛网膜下腔注射药物等。脊髓炎亦偶可发生妊娠或产后期。

二、病理

脊髓炎的病理改变主要在脊髓本身。

(一)急性期

脊髓肿胀、充血、发软、灰质与白质界限不清。镜检则可见细胞浸润，小量出血，神经胶质增生，血管壁增厚，神经细胞和纤维变性改变。

(二)慢性期

脊髓萎缩、苍白、发硬，镜检则可见神经细胞和纤维消失，神经胶质纤维增生。

三、临床表现

病毒所致的急性脊髓炎多见于青壮年，散在发病。起病较急，一般多有轻度前驱症状，如低热、全身不适或上呼吸道感染的症状，脊髓症状急骤发生。可有下肢的麻木与麻刺感，背痛并放射至下肢或围绕躯体的束带状感觉等，一般持续1~2天（罕有持续数小时者），长者可至1周，即显现脊髓横贯性损害症状，因脊髓横贯性损害可为完全性者，亦可为不完全性者，同时因脊髓罹患部位的不同，故其症状与体征亦各异，胸节脊髓最易罹患，此盖因胸髓最长与循环功能不全之故，兹依脊髓罹患节段，分别论述其症状与体征如下。

(一)胸髓

胸髓脊髓炎患者的最初症状为下肢肌力弱，可迅速进展而成完全性瘫痪。病之早期，瘫痪为弛缓性者，此时肌张力低下，浅层反射与深层反射消失，病理反射不能引出，是谓脊髓休克，为痉挛性截瘫。与此同时出现膀胱与直肠的麻痹，故初为尿与大便潴留，其后为失禁。因病变的横贯性，故所有感觉束皆受损，因此病变水平下的各种感觉皆减退或消失。感觉障碍的程度，决定于病变的严重度。瘫痪的下肢可出现血管运动障碍，如水肿与少汗或无汗。阴茎异常搏起偶可见到。

由于感觉消失，营养障碍与污染，故压疮常发生于骶部，股骨粗隆，足跟等骨骼隆起处。

(二)颈髓

颈髓脊髓炎患者，弛缓性瘫痪见于上肢，而痉挛性瘫痪见于下肢。感觉障碍在相应的颈髓病变水平下，病变若在高颈髓（$C_{3~4}$）则为完全性痉挛性四肢瘫痪且并有膈肌瘫痪，可出现呼吸麻痹，并有高热，可导致死亡。

(三)腰骶髓

严重的腰骶髓脊髓炎呈现下肢的完全性弛缓性瘫痪，明显的膀胱与直肠功能障碍,下肢腱反射消失,其后肌肉萎缩。

四、实验室检查

血液中白细胞计数增多,尤以中性多形核者为甚。脑脊髓液压力可正常,除个别急性期脊髓水肿严重者外,一般无椎管阻塞现象。脑脊髓液外观无色透明,白细胞计数可增高,主要为淋巴细胞,蛋白质含量增高、糖与氯化物含量正常。

五、诊断和鉴别诊断

确定脊髓炎的部位与病理诊断并不困难,其特点包括起病急骤,有前驱症状,迅即发生的脊髓横贯性损害症状与体征以及脑脊髓液的异常等。但欲确定病因则有时不易,详细的病史非常重要,例如起病前不久曾疫苗接种,则其脊髓炎极可能与之有关。

本病需与急性硬脊膜外脓肿、急性多发性神经根神经炎、视神经脊髓炎和脊髓瘤相鉴别。

六、治疗

一切脊髓炎患者在急性期皆应绝对卧床休息。急性期可应用糖皮质激素,如氢化可的松 100～200 mg 或地塞米松 5～10 mg 静脉滴注,1 天 1 次,连续 10 天,以后改为口服泼尼松,已有并发感染或为预防感染,可选用适当的抗生素,并应加用维生素 B_1、维生素 B_{12} 等。

有呼吸困难者应注意呼吸道通畅,勤翻身,定时拍背,务使痰液尽量排出,如痰不能咳出或有分泌物储积,可行气管切开。

必须采取一切措施预防压疮的发生,患者睡衣与被褥必须保持清洁、干燥、柔软、且无任何皱褶。骶部应置于裹有白布的橡皮圈上,体位应定时变换,受压部分的皮肤亦应涂擦滑石粉。若压疮已发生,可局部应用氧化锌粉、代马妥或鞣酸软膏。

尿潴留时应使用留置导尿管,每 3～4 小时放尿 1 次,每日应以 3% 硼酸或 1% 呋喃西林或者 1% 高锰酸钾液,每次 250 mL 冲洗灌注,应停留 0.5 小时再放出,每天冲洗 1～2 次,一有功能恢复迹象时则应取去导尿管,训练患者自动排尿。

便秘时应在食物中增加蔬菜,给予缓泻剂,必要时灌肠。

急性期时应注意避免屈曲性截瘫的发生以及注意足下垂的预防,急性期后应对瘫痪肢进行按摩、全关节的被动运动与温浴,可改善局部血循环与防止挛缩。急性期后仍为弛缓性瘫痪时,可应用平流电治疗。

七、护理评估

(一)一般情况

了解患者起病的方式、缓急;有无接种疫苗、病毒感染史;有无受凉、过劳、外伤等明显的诱因和前驱症状。评估患者的生命体征有无改变,了解对疾病的认识。

(二)专科情况

(1)评估患者是否存在呼吸费力、吞咽困难和构音障碍。

(2)评估患者感觉障碍的部位、类型、范围及性质。观察双下肢麻木、无力的范围、持续时间;了解运动障碍的性质、分布、程度及伴发症状。评估运动和感觉障碍的平面是否上升。

(3)评估排尿情况:观察排尿的方式、次数与量,了解膀胱是否膨隆。区分是尿潴留还是充溢性尿失禁。

(4)评估皮肤的情况:有无皮肤破损、发红等。

(三)实验室及其他检查

(1)肌电图是否呈失神经改变;下肢体感诱发电位及运动诱发电位是否异常。

(2)脊髓 MRI 是否有典型的改变,即病变部位脊髓增粗。

八、护理诊断

(一)躯体移动障碍

与脊髓病变所致截瘫有关。

(二)排尿异常

与自主神经功能障碍有关。

(三)低效性呼吸形态

与高位脊髓病变所致呼吸肌麻痹有关。

(四)感知改变

与脊髓病变、感觉传导通路受损有关。

(五)潜在并发症

压疮、肺炎、泌尿系统感染。

九、护理措施

(一)心理护理

双下肢麻木、无力易引起患者情绪紧张,护理人员应给予安慰,向患者及家属讲解疼痛过程。教会患者分散注意力的方法,如听音乐、看书。多与患者进行沟通,树立战胜疾病的信心,提高疗效。

(二)病情观察

(1)监测生命体征:如血压偏低、心率慢、呼吸慢、血氧饱和度低、肌张力低,立即报告医师,同时建立静脉通道,每15分钟监测生命体征1次,直至正常。

(2)观察双下肢麻木、无力的范围、持续时间。

(3)监测血常规、脑脊液中淋巴细胞及蛋白、肝功能、肾功能情况,并准确记录。

(三)皮肤护理

每1~2小时翻身1次,并观察受压部位皮肤情况。保持皮肤清洁、干燥,床单柔软、平坦、舒适,受压部位皮肤用软枕、海绵垫悬空,防止压疮形成。保持肢体的功能位置,定时活动,防止关节挛缩和畸形,避免屈曲性痉挛的发生。

(四)饮食护理

饮食上给予清淡、易消化、营养丰富的食物,新鲜的瓜果和蔬菜,如苹果、梨、香蕉、冬瓜、木耳等,避免辛辣刺激性强和油炸食物。

(五)预防并发症

(1)预防压疮,做到"七勤"。如已发生压疮,应积极换药治疗。

(2)做好便秘、尿失禁、尿潴留的护理,防治尿路感染。

(3)注意保暖,避免受凉。经常拍背,帮助排痰,防止坠积性肺炎。

(六)应急措施

如患者出现呼吸费力、呼吸动度减小、呼吸浅慢、发绀、吞咽困难时,即刻给予清理呼吸道,吸氧,建立人工气道,应用简易呼吸器进行人工捏球辅助呼吸,有条件者给予呼吸机辅助呼吸;建立静脉液路,按医嘱给予抢救用药,必要时行气管插管或气管切开。

(七)健康教育

1.入院教育

(1)鼓励患者保持良好的心态,关心、体贴、尊重患者,树立战胜疾病的信心。

(2)告知本病的治疗、护理及预后等相关知识。

(3)病情稳定后及早开始瘫痪肢体的功能锻炼。

2.住院教育

(1)指导患者按医嘱正确服药,告知药物的不良反应与服药注意事项。

(2)给予高热量、高蛋白、高维生素饮食,多吃酸性及纤维素丰富的食物,少食胀气食物。

（3）告知患者及家属膀胱充盈的表现及尿路感染的表现,鼓励多饮水,2 500～3 000 mL/d,保持会阴部清洁。保持床单位及衣物整洁、干燥。

（4）指导患者早期进行肢体的被动与主动运动。

3.出院指导

（1）坚持肢体的功能锻炼和日常生活动作的训练,忌烟酒,做力所能及的家务和工作,促进功能恢复。

（2）患者出院后,继续遵医嘱服药。

（3）定期门诊复查,一旦发现肢体麻木、乏力、四肢瘫痪等情况,立即就医。

十、腰椎穿刺术的护理

腰椎穿刺术是将腰椎穿刺针通过腰椎间隙刺入蛛网膜下腔进行抽取脑脊液和注射药物的一种临床诊疗技术,是神经内科临床常用的检查方法之一。腰椎穿刺术对神经系统疾病的诊断和治疗有重要价值,简便易行,也比较安全。

(一)适应证和禁忌证

1.适应证

（1）脑血管病变。

（2）各种中枢神经系统的炎性病变。

（3）脑肿瘤。

（4）中枢神经系统白血病。

（5）脊髓病变。

2.禁忌证

（1）穿刺部位的皮肤、皮下软组织或脊柱有感染。

（2）颅内压明显增高或已出现脑疝迹象。

（3）高颈段脊髓肿物或脊髓外伤的急性期。

（4）有全身严重感染性疾病、病情危重、躁动不安者等。

(二)诊疗操作的护理配合

1.术前准备

（1）物品准备:腰椎穿刺包(内有腰椎穿刺针、5 mL 及 10 mL 注射器、7 号注射针头、洞巾、纱布、试管、测压管)、2%利多卡因注射液、消毒盘、手套、胶布。根据需要,可准备培养基。

（2）患者准备:向患者介绍腰椎穿刺术的目的及注意事项,家属签字同意穿刺;患者排空大小便;消除患者紧张心理。

（3）环境准备：安静、清洁、温暖，有屏风遮挡。

2.术中配合

（1）安排患者卧于硬板床或将其身下垫一硬板。

（2）协助医师保持患者腰穿体位，暴露穿刺部位。

（3）配合进行穿刺部位消毒、术者戴手套、铺巾及 2%利多卡因行局部麻醉。

（4）当穿刺成功，应观察脑脊液是否缓缓流出。

（5）询问患者有无不适，观察患者面色、呼吸、脉搏、瞳孔等，发现异常立即通知医师，停止穿刺并做相应处理。若患者感到下肢电击样疼痛，应告之为针尖碰击马尾所致，无须处理。

（6）收集脑脊液 3～5 mL 于无菌试管中，送检。若需做细菌培养，试管及棉塞应在火焰下灭菌。

（7）术毕，当拔出穿刺针后，穿刺点用碘附消毒后覆盖纱布，胶布固定。整理用物。

3.术后护理

（1）嘱患者去枕平卧 4～6 小时，不要抬头，但可翻身，防止发生低颅压性头痛。

（2）出现头痛，可静脉滴注等渗盐水，将卧床时间延长至 24 小时。

（3）观察穿刺点有无脑脊液渗漏、出血或感染。若有异常，通知医师做相应处理。

（三）操作方法

1.体位

患者去枕弯腰抱膝侧卧位，背垂直于床面，腰部尽量后凸，使椎间隙拉宽（图 2-1）。

2.穿刺点

一般取 L_3 或 L_4 间隙作为穿刺部位，相当于两髂后上棘连线与后正中线的交点。

3.操作

（1）穿刺部位消毒，术者戴手套、铺巾及 2%利多卡因行局部麻醉。

（2）左手固定穿刺处皮肤，右手用无菌纱布包裹穿刺针（套上针心）从椎间隙缓慢进针，与脊柱成垂直方向，针尖略偏向头端，成人进针深度为 4～6 cm，儿童为 2～4 cm。当均匀进针过程中感到阻力突然消失，说明针尖已刺入蛛网膜下腔。将针芯缓慢抽出，防止脑疝形成。

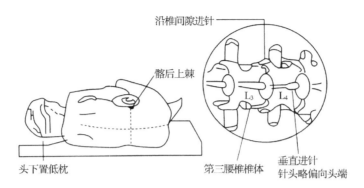

图 2-1 腰穿示意图

（3）测定颅内压时,应接上测压管[正常脑脊液压力为 7.85～17.65 kPa(80～180 mm H_2O)或每分钟 40～50 滴]。若需做动力试验(压颈试验)了解蛛网膜下腔有无阻塞,即在测压后压迫一侧颈静脉约 10 分钟。正常时,脑脊液压力立即上升,解除压迫后 10～20 秒又降至原来水平,称动力试验阴性,表示蛛网膜下腔通畅;若压迫颈静脉后,不能使脑脊液压力上升,则为动力试验阳性,表示蛛网膜下腔阻塞;若压迫颈静脉后,脑脊液压力缓慢上升,放松压力缓慢下降,也为动力试验阳性,表示蛛网膜下腔未完全阻塞。

（4）移去测压管,收集脑脊液 3～5 mL 分置 2～3 个试管,及时送检。

（5）术毕,先将针芯插入再拔出穿刺针,针孔做无菌处理,敷料覆盖。

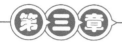

呼吸内科常见病护理

第一节 肺 炎

一、病因

肺炎是指终末气道、肺泡和肺间质的炎症,可由病原微生物感染、理化因素、免疫损伤、过敏及药物所致。其中感染为最常见病因,如细菌、病毒、真菌、寄生虫等。

二、临床表现

(一)肺炎链球菌肺炎

1.症状

多数患者有上呼吸道感染的前驱症状,发病前常有受凉、淋雨、疲劳、醉酒、病毒感染史。起病多急骤,高热、寒战,伴头痛、全身肌肉酸痛。呈稽留热,患侧常伴有胸部疼痛,放射到肩部或腹部,咳嗽或深呼吸时加重。

2.体征

急性病容,鼻翼翕动,面颊绯红,口角及鼻周有单纯疱疹,皮肤灼热干燥,病变广泛时可出现发绀。

(二)葡萄球菌肺炎

1.症状

起病急,寒战、高热,体温多高达 $39\sim40$ ℃,呈稽留热型,伴有大汗淋漓。起病初期咳嗽较轻微,随后出现黏稠的黄脓痰或脓血痰。常伴胸痛、呼吸困难、发绀、精神萎靡、脉搏速弱、体质衰弱,常并发循环衰竭。

2.体征

病程早期可无胸部体征,随着病变进展可闻及散在湿啰音。

(三)肺炎支原体肺炎

1.症状

起病缓慢。主要症状为发热、咳嗽、乏力、头痛、咽痛、腹泻等。本病最突出症状为干咳,呈阵发性剧咳,有时可见黏液性或黏液脓性痰,偶有痰中带血。

2.体征

可见咽部充血。

(四)肺炎衣原体肺炎

肺炎衣原体肺炎是由肺炎衣原体引起的急性肺部炎症,常累及上下呼吸道。可引起咽炎、喉炎、扁桃体炎、鼻窦炎、支气管炎和肺炎。经常在聚居场所的人群中流行。

(五)病毒性肺炎

1.症状

起病较急,多有发热、头痛、全身酸痛、倦怠等症状。常在急性流感症状尚未消退时,即出现咳嗽、少痰或白色黏液痰、咽痛等呼吸道症状。重症患者可出现呼吸困难、发绀、嗜睡、精神萎靡,甚至发生休克、心力衰竭、呼吸衰竭和急性呼吸窘迫综合征等并发症。

2.体征

常无显著体征,病情严重者有呼吸浅速、心率增快、发绀、肺部干湿啰音。

(六)肺真菌病

肺真菌病是真菌被吸入到肺部引起的肺真菌病,主要指肺和支气管的真菌性炎症或相关病变。临床上常表现为持续发热、咳嗽、咳痰(黏液痰或呈乳白色、棕黄色痰,也可有血痰)、胸痛、消瘦和乏力等症状。

三、辅助检查

(一)实验室检查

(1)血常规检查:提示感染的类型。

(2)痰培养:提示有无致病菌。

(3)动脉血气分析:提示是否缺氧。

(二)影像学检查

胸部 X 线检查,可为肺炎发生的部位、严重程度和病原学提供重要依据。

四、治疗

给予抗感染、对症和支持治疗,预防并发症。

(1)抗感染治疗是肺炎治疗的最主要环节。

(2)根据患者的具体病情给予降温、祛痰、平喘、调节机体营养状态及机体免疫力等治疗。

(3)密切观察病情,合理用药,一旦出现感染性休克应立即给予相应治疗。

五、护理评估

(一)病史

评估患者有无发热、咳嗽、咳痰情况,有无胸痛、头痛、乏力等伴随症状;询问本病的有关病因;有无慢性病史;有无手术史;是否使用过抗生素、激素和免疫抑制剂等。

(二)身体状况

评估患者的生命体征、营养状态、面容及意识状态,睡眠、饮食、排便情况,以及有无颜面潮红、口唇发绀和淋巴结肿大等。

(三)心理-社会状况

评估患者对疾病知识是否了解;评估患者有无焦虑、紧张、恐惧等心理状况;家庭经济状况、家庭成员对患者的关怀及支持程度。

六、护理措施

(1)呼吸困难者可采取端坐位,胸痛者可采取患侧卧位。

(2)鼓励患者经常漱口,保持口腔清洁,口唇疱疹者局部涂抗病毒软膏;患者高热退热后、呼吸困难时常有出汗,应及时用毛巾擦干,更换潮湿衣物,避免受凉。

(3)给予高热量、高蛋白和高维生素的流质或半流质饮食,鼓励患者多饮水,建议患者每天饮水量为1~2 L,避免进食辛辣、刺激性食物。

(4)降温时应逐渐降温,避免出现虚脱。应采用温水擦浴、冰袋、冰帽等物理降温,必要时遵医嘱给予药物降温以及静脉补液。

(5)胸痛护理给予心理护理,指导患者采取患侧卧位,在深呼吸或咳嗽时轻轻按压胸廓,以减少胸廓活动度。

(6)指导患者进行深呼吸及有效咳嗽,给予雾化吸入、胸部叩击及应用祛痰药等方法协助排痰,并观察痰液的量、色、质、味,并及时送检。

(7)并发症护理。①病情观察:有无心率加快、脉搏细速、血压下降、体温不升或高热、呼吸困难等,必要时行心电监测;有无精神萎靡、表情淡漠、烦躁不安、神志模糊等;有无口唇、指甲末梢发绀,肢端湿冷等;有无尿量减少;血气分析指标有无改变。②感染性休克抢救的配合:发现患者出现异常情况时,立即通知医师,备齐抢救药品及物品,配合抢救。

七、健康指导

(1)高热患者应卧床休息,病室应保持安静、整洁、温湿度适宜,注意消毒隔离,预防交叉感染。

(2)指导患者进行有效咳嗽、咳痰,必要时给予叩背,使痰液顺利排出。

(3)帮助患者采取舒适体位,以减轻呼吸困难,酌情吸氧。

(4)疾病缓解期加强身体锻炼,提高机体抵抗力。

(5)加强营养,给予足量的维生素及蛋白质,多饮水及少量多次进软食。

(6)经常漱口,保持口腔清洁,增进食欲。

(7)吸烟与酗酒可使机体防御功能受损,容易发生肺炎,故应戒烟戒酒。

(8)根据季节变化适当增减衣物,注意保暖。出汗较多者,应及时更换潮湿衣物和被褥,保持皮肤清洁干燥,避免着凉。

第二节　支气管哮喘

支气管哮喘简称哮喘,是气道的一种慢性变态反应性炎症性疾病,以嗜酸性粒细胞、肥大细胞反应为主的气道反应性炎症和气道高反应性为特征。气道阻塞有不同程度的可逆性是本病的特点。典型的临床表现是反复发作伴有哮鸣音的呼气性呼吸困难,并引起反复发作性的喘息、气急、胸闷和/或咳嗽等症状,常在夜间和/或清晨发作、加剧,多数患者可自行缓解或经治疗缓解。

支气管哮喘是全球范围内最常见的慢性呼吸道疾病之一,近年来发病率呈上升趋势,患病率最高的国家是英国、澳大利亚和新西兰。全球约有 1.6 亿患者,我国患病率为 1‰~4‰,本病初次发作可在任何年龄,其中儿童患病率高于青壮年,城市高于农村,老年人群的患病率有增高趋势。成人男女患病率相近,约 40% 的患者有家族史。

2001 年由世界各国专家制订了变应性鼻炎及其对哮喘的影响(allergic rhinitis and its impact on asthma,ARIA),并成为世界卫生组织创议的一部分,其中建议临床医师对于支气管哮喘和变应性鼻炎进行联合治疗和管理。

一、病因

本病的病因较复杂,诱发支气管哮喘的变应原较多,通常与以下因素有关。

(一)过敏原

过敏原主要是吸入性变应原,如尘螨、花粉、真菌、动物毛屑、二氧化硫、氨气等各种特异和非特异性吸入物。

(二)感染

呼吸道感染(尤其病毒感染)是哮喘发作常见诱因,除此之外,原虫、寄生虫等感染也可能引起哮喘发作,但感染引起哮喘的机制尚未阐明。

(三)遗传因素

哮喘存在家族积聚现象,患者亲属患病率高于群体患病率,且亲缘关系越近,患病率越高;病情越严重,其亲属患病率也越高。

(四)药物

如阿司匹林、β受体阻滞剂和碘制剂等均可引起哮喘发作。

(五)其他

气候改变、运动、妊娠等。除此之外,研究表明,心理因素与哮喘体质相互作用可影响哮喘的病理过程。

引发哮喘发作的诱因主要经呼吸道吸入,但也可通过食物或其他途径进入人体。呼吸道感染和精神因素也可诱发哮喘发作。一般在变应原激发后15～20分钟哮喘发作称为速发性反应。若变应原激发4～24小时哮喘发作称为迟发性反应。

二、临床表现

(一)症状

支气管哮喘主要表现为咳嗽、喘息、呼吸困难、胸闷、咳痰等症状,常在夜间及凌晨发作或加剧。典型的表现是发作性伴有哮鸣音的呼气性呼吸困难。严重者可被迫采取坐位或呈端坐呼吸,干咳或咯大量白色泡沫痰,甚至出现发绀等。症状较轻的患者只出现发作性咳嗽和胸闷。

(二)体征

支气管哮喘缓解期可无任何异常体征,但常反复发作,每次发作短时数分钟,长时达数日或更长。发作时胸部呈过度充气征象,出现胸廓膨隆,叩诊呈过清音,双肺可闻及广泛的哮鸣音,呼气音延长。严重哮喘发作时可有辅助呼吸肌收缩加强,出现大汗淋漓、发绀、胸腹反常运动、心率增快、奇脉等体征。但在轻度哮喘或非常严重哮喘发作时,哮鸣音可不出现,称之为寂静胸。

(三)并发症

气胸、纵隔气肿、肺不张,长期反复发作和感染可并发慢性支气管炎、肺气肿、支气管扩张症、间质性肺炎、肺纤维化和肺源性心脏病。

三、实验室及辅助检查

(一)血常规检查

发作时可见嗜酸性粒细胞增高,如果合并感染可以出现白细胞计数增高。

(二)痰液检查

痰涂片可见嗜酸性粒细胞增高,可见嗜酸性粒细胞脱颗粒。无痰者可通过高渗盐水超声雾化诱导痰方法检查。

(三)血气分析

哮喘发作时,肺泡-动脉血氧分压差增大,严重时可有缺氧,PaO_2 降低;严重发作时表现为呼吸性碱中毒,病情进一步发展,气道阻塞严重,表现为呼吸性酸中毒;如缺氧明显,可合并代谢性酸中毒。

(四)胸部 X 线检查

哮喘发作时胸部 X 线可见两肺透亮度增高,呈过度充气状态,如并发感染,可见肺纹理增加及炎性浸润阴影。在缓解期多无明显异常。

(五)特异性变应原的检测

(1)体外检测:血清过敏原测定(总 IgE,嗜酸性粒细胞阳离子蛋白,特异性 IgE)。

(2)在体检测:皮肤变应原测试。

(六)呼吸功能检查

(1)通气功能:哮喘发作时有关呼气流速度全部指标均显著下降。

(2)支气管激发试验:$FEV_1 > 70\%$ 时可做此项检查。用于测定气道反应性。阳性可有助于支气管哮喘的诊断。行此项检查前注意停用抗过敏类、止咳及茶碱等药物。

(3)支气管舒张试验:测定气道可逆性。舒张试验阳性:①FEV_1 较用药前增加 $\geq 12\%$,且其绝对值增加 ≥ 200 mL;②PEF 较治疗前增加 60 L/min 或 $\geq 20\%$。常用吸入型的支气管舒张药有沙丁胺醇、特布他林等。

（4）呼气流速峰值（PEF）及其变异率测定：PEF 平均每日昼夜变异率＞10％，或 PEF 周变异率＞20％。

四、诊断

（一）诊断要点

1.支气管哮喘的诊断主要依据临床表现

（1）反复发作的喘息、呼吸困难、胸闷、咳嗽，多与接触变应原、冷空气、物理性刺激、化学性刺激、病毒性上呼吸道感染、运动等有关。

（2）发作时在双肺可闻及散在或弥漫性，以呼气为主的哮鸣音，呼气延长。

（3）上述症状和体征经抗哮喘治疗有效或自行缓解。

凡有上述临床表现，并能除外其他疾病所引起的喘息，气急、胸闷和咳嗽的病例即可诊断为支气管哮喘。

2.临床表现不典型者（如无明显喘息或哮鸣音）

（1）支气管激发试验或运动激发试验阳性。

（2）证实存在可逆性气流受限：①支气管舒张试验阳性，吸入速效 β_2 受体激动剂（如沙丁胺醇）后15 分钟第 1 秒用力呼气（FEV_1）增加≥12％；②抗哮喘治疗有效，使用支气管舒张剂和口服（或吸入）糖皮质激素治疗 1～2 周后，FEV_1 增加≥12％。

（3）最大呼气流量每日变异率（连续监测 1～2 周）≥20％。

应至少具备以上 1 项。

（二）分期

根据临床表现，哮喘分为急性发作期、慢性持续期和缓解期。

1.急性发作期

急性发作期是指气促、咳嗽、胸闷等症状突然发生，常有呼吸困难，以呼气流量降低为其特征，常因接触刺激物或治疗不当所致。

2.慢性持续期

在哮喘非急性发作期，患者仍有不同程度的哮喘症状或 PEF 降低。根据临床表现和肺功能可将慢性持续期的病情程度分为 4 级：间歇发作（第一级）、轻度持续（第二级）、中度持续（第三级）、重度持续（第四级）。

3.缓解期

缓解期指经过或未经过治疗症状、体征消失，肺功能恢复到急性发作前水平，并维持 4 周以上。

(三)鉴别要点

1.与心源性哮喘相鉴别

心源性哮喘临床表现为呼吸困难、发绀、咳嗽、咳白色或粉红色泡沫痰,但患者多有高血压、冠状动脉粥样硬化性心脏病等病史和体征。

2.与喘息型慢性支气管炎相鉴别

喘息型慢性支气管炎多见于老年人,临床表现为慢性咳嗽、咳痰,有肺气肿体征,双肺可以闻及水泡音和哮鸣音。

3.与毛细支气管炎相鉴别

发病多见于冬春季节,多见于1岁以内小儿,其主要病原为呼吸道合胞病毒,初始症状为流涕、咳嗽等上呼吸道感染表现,1~2日咳嗽加重,出现持续干咳和喘憋、面色苍白、发绀、鼻扇及三凹征,叩诊过清音,肺部体征以喘鸣音为主,喘憋稍缓解时可有弥漫性细湿啰音或中湿啰音,体温一般不超过38.5 ℃,症状在5~7日消失。胸部X线,以肺纹理增粗、肺气肿为主要改变,或有小片阴影和肺不张。

4.与支气管异物相鉴别

多发生在学龄前儿童,尤其是3岁以下婴幼儿。一般有吸入异物病史,有呛咳表现,胸透可见心影反常大小、纵隔摆动,胸片可见一侧肺气肿、肺不张,必要时行支气管镜检查协助诊断。

5.与支气管肺癌相鉴别

支气管肺癌可引起支气管狭窄而出现喘鸣音,但肺癌所致的喘鸣症状呈进行性加重,患者可有不规则胸痛和消瘦,痰液检查可发现癌细胞。

6.与肺结核相鉴别

纵隔内肿大的淋巴结压迫气道或干酪物质、肉芽阻塞气道均可引起喘息,患者通常有结核患者接触史,PPD试验阳性,胸片示肺门增宽,痰液及胃液结核杆菌涂片有助于诊断。

五、护理评估

(一)健康史

哮喘的发作受诸多因素的影响,应询问患者哮喘发作是否吸入变应原,如花粉、工业粉尘,是否进食鱼类、虾蟹、蛋类和牛奶等,是否有上呼吸道感染病史,是否使用如阿司匹林、普萘洛尔(心得安)等药物,是否吸烟、剧烈运动、精神紧张等。

（二）**身体症状**

1.症状

是否存在发作性呼气性呼吸困难或发作性胸闷和咳嗽,伴有哮鸣音。是否呈强迫坐位或端坐呼吸,甚至出现发绀等;干咳或咳大量泡沫样痰。有些青少年,在运动时出现咳嗽、胸闷和呼吸困难(运动性哮喘)。

2.体征

（1）哮喘缓解期或非典型的哮喘,无明显体征。

（2）发作严重者,胸廓肋间隙饱满,颈静脉怒张。吸气时,各辅助呼吸肌都参与呼吸,唇、指(趾)发绀。

（3）叩诊胸部呈过清音,心浊音界缩小,膈移动受限。

（4）肺部听诊两肺有广泛哮鸣音。

3.辅助检查

（1）发作期血常规检查可见嗜酸性粒细胞增多。

（2）肺活量、时间肺活量降低,功能残气量增加,残气量占肺总量比值增大。

（3）X线检查可见两肺透亮度增加,呈过度充气状态。

（4）痰涂片可见大量嗜酸性粒细胞及黏液栓。

（5）哮喘发作时,血气分析结果可呈现呼吸性碱中毒;重症哮喘表现为呼吸性酸中毒。

六、护理诊断

（一）**低效性呼吸型态**

与支气管痉挛、平滑肌水肿有关。

（二）**气体交换受损**

与疾病致肺通/换气功能障碍及气道炎症、支气管痉挛有关。

（三）**清理呼吸道无效**

与支气管痉挛、黏液分泌过多、无力咳嗽有关。

（四）**睡眠型态紊乱**

与心悸/憋气有关。

（五）**焦虑/恐惧**

与担心疾病预后有关。

（六）**舒适性改变**

与哮喘发作、呼吸困难有关。

（七）体液不足

与患者发作时大量出汗及呼吸频率快易丢失水分有关。

（八）知识缺乏

与缺乏支气管哮喘的预防保健知识及药物正确使用知识有关。

（九）活动无耐力

与疾病致体力下降有关。

（十）潜在并发在

呼吸衰竭、自发性气胸、纵隔气肿、肺不张等。

七、护理措施

支气管哮喘目前尚无根治的方法。护理措施和治疗的目的为控制症状，防止病情恶化，尽可能保持肺功能正常，维持正常活动能力（包括运动），避免不良反应，防止不可逆气道阻塞，避免死亡。

（一）病情观察

观察哮喘发作的前驱症状，如鼻咽痒、喷嚏、流涕、眼痒等黏膜过敏症状；哮喘发作时，观察患者意识状态、呼吸频率、节律、深度及辅助呼吸肌是否参与呼吸运动等，监测呼吸音、哮鸣音变化，监测动脉血气分析和肺功能情况，了解病情和治疗效果。密切观察及维持水、电解质平衡，记录患者 24 小时出入量，观察患者是否有脱水及低血钾的症状。

（二）环境与休息

脱离变应原，提供安静、舒适、清洁的环境，室内不宜摆放花草及使用羽毛枕头，避免尘埃飞扬。发作时，协助患者取半坐卧位或端坐位，并给予床旁小桌伏案休息以减轻体力消耗。

（三）饮食护理

哮喘患者的饮食以清淡、易消化、高蛋白、富含维生素 A、维生素 C、钙食物为主，避免进食硬、冷、油煎食物。避免食用鱼、虾、蟹、蛋类、牛奶等易致敏食物。某些食物添加剂如酒石黄和亚硝酸盐可诱发哮喘发作，应引起注意。有烟酒嗜好者应戒酒、戒烟。哮喘发作时，患者呼吸增快、出汗，极易形成痰栓阻塞小支气管，若无心、肾功能不全时，应鼓励患者饮水 2 500～3 000 mL/d。协助并鼓励患者咳嗽后用温水漱口，保持口腔清洁。

（四）对症护理

1.氧疗护理

重症哮喘患者常伴有不同程度的低氧血症，应遵医嘱给予鼻导管或面罩吸氧,吸氧流量为1～3 L/min,吸氧浓度一般不超过40％。为避免气道干燥和寒冷气流的刺激而导致气道痉挛,吸入的氧气应尽量温暖湿润。若哮喘严重发作,经一般药物治疗无效,或患者神志改变,$PaO_2 < 8.0$ kPa(60 mmHg),$PaCO_2 > 6.7$ kPa(50 mmHg)时,应准备进行机械通气。

2.排痰护理

教会患者掌握深呼吸和有效咳嗽、咳痰的技巧,协助患者叩背。病情允许情况下,鼓励患者饮水2 500～3 000 mL/d。遵医嘱给予痰液稀释剂或雾化治疗,以促进痰液排出。必要时经鼻腔或口腔吸痰,出现呼吸困难,严重发绀、神志不清时,做好气管插管或气管切开的准备,建立人工气道以清除痰液。

(五)用药护理

1.糖皮质激素

糖皮质激素是当前控制哮喘发作最有效的药物,可分为吸入、口服和静脉用药。常用吸入药物有倍氯米松、氟替卡松、莫米松等;常用口服药物有泼尼松、泼尼松龙。吸入治疗是目前推荐长期抗感染治疗哮喘的最常用的方法,其全身性不良反应少,少数患者可出现口腔念珠菌感染、声音嘶哑或呼吸道不适,应指导患者喷药后立即用清水漱口。长期高剂量吸入激素后可能出现的全身不良反应,包括皮肤瘀斑、肾上腺功能抑制和骨密度降低等。口服用药宜在饭后服用,以减少对胃肠道黏膜的刺激。气雾吸入糖皮质激素可减少其口服量,当用吸入剂替代口服剂时,通常需同时使用两周后逐步减少口服量,指导患者不得自行减量或停药。

2.β_2肾上腺素受体激动剂(简称 β_2 受体激动剂)

β_2肾上腺素受体激动剂是控制哮喘急性发作症状的首选药物。用药方法可采用定量气雾剂(MDI)吸入、干粉吸入、持续雾化吸入等,也可用口服或静脉注射,首选吸入法。常用药物有沙丁胺醇(舒喘宁、全特宁)、特布他林(博利康尼,喘康速)等。应遵医嘱用药,间歇使用;β_2 受体激动剂不宜长期、单一使用,也不宜过量应用,以免引起 β_2 受体功能下降和气道反应性增强,出现耐药性。

3.茶碱类

茶碱类是目前治疗哮喘的有效药物,可采用口服或静脉给药的方式。其主要不良反应为胃肠道、心脏和中枢神经系统的毒性反应。氨茶碱用量过大或静脉注射(滴注)速度过快可引起恶心、呕吐、头痛、失眠、心律失常,严重者引起室性心动过速,抽搐乃至死亡。静脉注射时浓度不宜过高,速度不宜过快,注射时间宜在10分钟以上。茶碱缓释片(舒弗美)或氨茶碱控释片由于药片内有控释材料,必须整片吞服。联合应用茶碱、激素和抗胆碱药物具有协同作用,茶碱与β_2受体激动剂联合应用时易出现心率增快和心律失常,应慎用并适当减少剂量。

4.其他

(1)抗胆碱药:有吸烟史的老年哮喘患者较为适宜,但对妊娠早期妇女、患有青光眼或前列腺增生的患者应慎用;吸入后,少数患者有口苦或口干感。

(2)色苷酸钠:预防运动或变应原诱发的哮喘最为有效。

(3)酮替酚和新一代组胺 H_1 受体拮抗剂阿司咪唑、曲尼司特等对轻症哮喘和季节性哮喘有效,也可与 β_2 受体激动剂联合用药。白三烯受体拮抗剂具有抗炎和舒张支气管平滑肌的作用。白三烯受体拮抗剂的主要不良反应是较轻微的胃肠道症状,少数有皮疹、血管性水肿、转氨酶升高,停药后可恢复正常。

(六)正确使用吸入器

1.定量雾化吸入器(MDI)

打开盖子,摇匀药液,深呼气至不能再呼时张口,将 MDI 喷嘴置于口中,双唇包住咬口,以慢而深的方式经口吸气,同时以手指按压喷药,至吸气末屏气10 秒,使较小的雾粒沉降在气道远端,然后缓慢呼气,休息 3 分钟后可再重复使用 1 次。

2.干粉吸入器

常用有蝶式吸入器、都宝装置和准纳器。

(1)蝶式吸入器:指导患者正确将药物转盘装进吸入器中,打开上盖至垂直部位(刺破胶囊),用口唇含住吸嘴用力深吸气,屏气数秒钟。重复上述动作3～5 次,直至药粉吸尽为止。完全拉出滑盘,再推回原位(此时旋转转盘至一个新囊泡备用)。

(2)都宝装置:旋转并拔出瓶盖,确保红色旋柄在下方,拿直都保,握住底部红色部分和都保中间部分,向某一方向旋转到底,再向相反方向旋转到底,即完成一次装药。患者先呼气(勿对吸嘴呼气),再将吸嘴含于口中,双唇包住吸嘴用力深长吸气,然后将吸嘴从嘴部移开,继续屏气5秒后恢复正常呼吸。

(3)准纳器:一手握住准纳器外壳,另一手拇指向外推动准纳器的滑动杆直至发出咔嗒声(表明准纳器已做好吸药的准备),患者握住准纳器并使嘴远离口含器,在保证平稳呼吸的前提下,尽量呼气。再将吸嘴放入口中,深深地平稳吸气,将药物放入口中,屏气约 10 秒。拿出准纳器,缓慢恢复呼气,关闭准纳器(听到咔嗒声表示关闭)。

(七)心理护理

研究证明,精神因素在哮喘的发生发展过程中起重要作用,培养良好的情绪和战胜疾病的信心是哮喘治疗和护理的重要内容。新近发生哮喘,特别是重症发作的患者,通常会出现紧张、惊恐不安的情绪,应多巡视患者,耐心解释病情和治疗措施,给予心理疏导和安慰,消除过度紧张情绪,对减轻哮喘发作的症状和控制病情有重要意义。

(八)健康指导

通过教育使患者能懂得哮喘虽不能彻底治愈,但只要坚持充分的正规治疗,完全可以有效地控制哮喘的发作,即患者可达到没有或仅有轻度症状,能坚持日常工作和学习。针对个体情况,指导患者有效控制可诱发哮喘发作的各种因素,如避免摄入引起过敏的食物,戒烟,避免冷空气刺激,注意保暖,避免被动吸烟和预防呼吸道感染,识别哮喘加重的早期情况,学会哮喘发作时进行简单的紧急自我处理方法,学会利用峰流速仪来监测最大呼气峰流速(PEFR),做好哮喘日记,为疾病预防和治疗提供参考资料。正确使用定量吸入器,掌握使用方法,确保疗效。

第三节　呼吸衰竭

呼吸衰竭是指各种原因引起的肺通气和/或换气功能严重障碍,以致在静息状态下亦不能维持足够的气体交换,导致低氧血症伴(或不伴)高碳酸血症,进而引起一系列病理生理改变和相应临床表现的综合征。临床上以在海平面、静息状态、呼吸空气条件下,动脉血氧分压<8.0 kPa(60 mmHg)伴或不伴二氧化碳分压>6.7 kPa(50 mmHg),并排除心内解剖分流和原发于心排血量降低等致低氧因素后作为诊断呼吸衰竭依据。

临床主要表现为呼吸困难、发绀等,但缺乏特异性。呼吸衰竭有着明确的病理生理含义,单靠临床难以确诊,要根据血气分析做诊断。正常人动脉氧分压(PaO_2)为$11.3\sim14.0$ kPa($85\sim105$ mmHg),二氧化碳分压($PaCO_2$)为$4.7\sim6.0$ kPa($35\sim45$ mmHg),pH7.35$\sim$7.45。若 $PaO_2<10.6$ kPa(80 mmHg),$PaCO_2>6.0$ kPa(45 mmHg),可认为呼吸功能不全。如 $PaO_2<8.0$ kPa

（60 mmHg），$PaCO_2 > 6.7$ kPa（50 mmHg），即可诊断呼吸衰竭。应指出这是成人和儿童的标准，婴幼儿 PaO_2 及 $PaCO_2$ 均较年长儿低，诊断标准也应有所不同。在婴幼儿大致可以 $PaO_2 < 6.7$ kPa（50 mmHg），$PaCO_2 > 6.0$ kPa（45 mmHg）作为诊断呼吸衰竭的标准。

呼吸为气体交换过程，完整的呼吸功能包括外呼吸、内呼吸和气体运输。外呼吸由肺通气（肺泡气与外界气体交换）和肺换气（肺泡气与血液之间气体交换）组成，保证氧合和 CO_2 排出。任何引起肺通气和/或肺换气功能障碍的因素，均可导致呼吸衰竭。呼吸衰竭是功能失常的病理生理过程，非独立的疾病，为临床常见危重症，必须早期诊断，采取及时有效的救治措施，才能为原发病的诊治争取时间和创造条件，降低病死率。

一、病因和分类

（一）病因

1.呼吸道梗阻

严重的上呼吸道或下呼吸道阻塞性病变是急、慢性高碳酸血症型呼吸衰竭最常见的原因。喉是上呼吸道的狭部，是发生梗阻的主要部位，可因感染、神经-体液因素（喉痉挛）、异物、先天因素（喉软骨软化）引起。下呼吸道梗阻包括哮喘，毛细支气管炎等引起的梗阻。重症肺部感染时的分泌物、病毒性肺炎的坏死物，均可阻塞细支气管，造成下呼吸道梗阻。

2.肺组织病变

各种累及肺泡和/或肺间质的病变，如肺炎、肺气肿、严重肺结核、弥漫性肺纤维化、肺水肿、硅沉着病等，均致肺泡减少、有效弥散面积减少、肺顺应性减低、通气/血流比例失调，导致缺氧或合并二氧化碳潴留。

3.肺血管病变

肺栓塞、肺血管炎等可引起通气/血流比例失调，或部分静脉血未经过氧合直接流入肺静脉，导致呼吸衰竭。

4.胸廓与胸膜病变

胸部外伤造成连枷胸、严重的自发性或外伤性气胸、脊柱畸形、大量胸腔积液或伴有胸膜肥厚与粘连、强直性脊柱炎、类风湿性脊柱炎等，均可影响胸廓活动和肺脏扩张，造成通气减少及吸入气体分布不均，导致呼吸衰竭。

5.神经肌肉疾病

脑血管疾病、颅脑外伤、脑炎以及镇静催眠剂中毒，可直接或间接抑制呼吸中枢。脊髓颈段或高位胸段损伤（肿瘤或外伤）、脊髓灰质炎、多发性神经炎、重症肌无力、有机磷中毒、破伤风以及严重的钾代谢紊乱,均可累及呼吸肌,造成呼吸肌无力、疲劳、麻痹,导致呼吸动力下降而引起肺通气不足。

(二)分类

在临床实践中,通常按动脉血气分析、发病急缓及病理生理的改变进行分类。

1.按照动脉血气分析分类

(1)Ⅰ型呼吸衰竭:仅有低氧血症的呼吸衰竭,由于肺实质、肺间质和肺血管疾病所致的肺换气功能障碍。血气分析特点是 $PaO_2 < 8.0$ kPa(60 mmHg),$PaCO_2$ 降低或正常。主要见于肺换气障碍疾病,如严重肺部感染性疾病、间质性肺疾病、急性肺栓塞等。

(2)Ⅱ型呼吸衰竭:即高碳酸血症型呼吸衰竭,由于各种原因所致的肺通气功能障碍致肺泡通气功能不足,一般均伴有低氧血症,两者呈对应变化。血气分析特点是 $PaO_2 < 8.0$ kPa(60 mmHg),同时伴有 $PaCO_2 > 6.7$ kPa(50 mmHg)。

2.按照发病急缓分类

(1)急性呼吸衰竭:由于某些突发的致病因素,如严重肺疾患、创伤、休克、电击、急性气道阻塞等,使肺通气和/或换气功能迅速出现严重障碍,在短时间内引起呼吸衰竭。

(2)慢性呼吸衰竭:指一些慢性疾病,如 COPD、肺结核、间质性肺疾病、神经肌肉病变等,其中以 COPD 最常见,造成呼吸功能的损害逐渐加重,经过较长时间发展为呼吸衰竭。

(3)慢性呼吸衰竭急性发作:慢性呼吸衰竭患者常因其他原因短时间内增加呼吸生理负担,原有代偿性呼吸衰竭的平衡被破坏,则发生失代偿,出现严重缺氧、二氧化碳潴留等临床表现,也称失代偿性慢性呼吸衰竭。

3.按照发病机制分类

按照发病机制分类可分为通气性呼吸衰竭和换气性呼吸衰竭,也可分为泵衰竭和肺衰竭。呼吸中枢、周围神经、呼吸肌和胸廓等驱动或制约呼吸运动的组织器官统称呼吸泵。

(1)泵衰竭:因呼吸驱动力不足或呼吸运动受限而引起的呼吸衰竭为泵衰竭,主要表现为通气量不足,出现缺氧伴二氧化碳潴留。上呼吸道阻塞引起的呼吸衰竭与泵衰竭相似,主要表现为通气量不足。

(2)肺衰竭:因气道、肺脏、肺血管疾患引起的呼吸衰竭属肺衰竭,除通气量下降外,主要为氧合功能障碍、通气/血流比值失调。低氧血症是肺衰竭的共同表现,只有当通气量明显下降时才伴有二氧化碳潴留。

4.按肺容积划分

(1)正常肺容积呼吸衰竭:是由呼吸驱动发生异常、传导障碍、呼吸肌功能减退等因素导致的呼吸衰竭类型。其特点是气道-肺实质的阻力正常或接近正常,多由于药物过量或中毒、呼吸中枢或神经-肌肉疾病等引起。

(2)高肺容积呼吸衰竭:是由气道阻力增加或气道陷闭、功能残气量显著增大导致的呼吸衰竭类型。多见于 COPD、支气管哮喘等疾病。机械通气不当常加重肺容积的增大。

(3)低肺容积呼吸衰竭:是由肺组织、胸腔、胸廓疾病或创伤、手术等导致的呼吸衰竭。其特点是功能残气量显著下降,以换气功能障碍和低氧血症为主要表现。常见于急性呼吸窘迫综合征、肺水肿、重症肺炎等。

二、临床表现

急性呼吸衰竭的临床表现主要是低氧血症所致的呼吸困难和多器官功能障碍。

(一)呼吸困难

呼吸困难是呼吸衰竭最早出现的症状。患者主观感受为气急,客观表现为呼吸用力,伴有呼吸频率、深度与节律的改变。出现点头或提肩呼吸,有时还可见鼻翼翕动、端坐呼吸。上呼吸道疾病患者常表现为吸气性呼吸困难,可有三凹征。当伴有呼吸肌疲劳时,可表现胸腹部矛盾呼吸,即吸气时,腹壁内陷。急性肺损伤患者的呼吸频率快、深大呼吸,伴鼻翼翕动。中枢性疾病或中枢神经抑制性药物所致的呼吸衰竭,表现为呼吸节律改变,如潮式呼吸、比奥呼吸等。

(二)发绀

缺氧的典型表现。当 $PaO_2 < 6.7$ kPa(50 mmHg)或动脉血氧饱和度持续 $< 90\%$ 时,可在血流量较大的口唇、指甲出现发绀,舌色发绀较口唇、甲床更明显。因发绀是由血液中还原血红蛋白的绝对值增多(> 50 g/L)引起,故重度贫血患者即使有缺氧也并不一定有发绀。严重休克等原因引起外周循环障碍者,即使 PaO_2 正常,也可出现周围性发绀。而真正由于动脉血氧饱和度降低引起的发绀,称作中央性发绀。发绀还受皮肤色素及心功能的影响。

(三)循环系统表现

缺氧和二氧化碳潴留均可导致心率增快、血压升高。严重缺氧可出现各种类型的心律失常,进而心率变缓、外周循环衰竭、四肢厥冷、甚至心脏停搏。二氧化碳潴留可引起多汗、球结膜充血、水肿、颈静脉充盈等。长期缺氧则可引起肺动脉高压、右心室肥大,出现相应体征。

(四)神经精神症状

急性呼吸衰竭的神经精神症状较慢性明显。急性严重缺氧可出现谵妄、抽搐、昏迷、意识丧失、死亡。慢性者则可有注意力不集中、智力或定向功能障碍。二氧化碳潴留出现头痛、肌肉不自主抽动或扑翼样震颤,以及中枢抑制之前的兴奋症状如失眠、睡眠倒错、烦躁等,后者常是呼吸衰竭的早期表现。高碳酸血症出现中枢抑制之前的兴奋状态,如失眠、烦躁、躁动,但此时切忌用镇静或安眠药。严重者可出现"CO_2 麻醉"或称为"肺性脑病",表现为神志淡漠、肌肉震颤、间隙抽搐、昏睡甚至昏迷等。

(五)其他脏器的功能障碍

严重缺氧和二氧化碳潴留可导致肝、肾功能障碍,出现黄疸、肝功能异常、上消化道出血;血尿素氮、肌酐增高,尿中出现蛋白、管型等。部分病例可出现丙氨酸氨基转移酶和血浆尿素氮升高。重度缺氧和高碳酸血症常因胃肠道黏膜屏障功能损伤,导致胃肠道黏膜充血水肿、糜烂渗血或应激性溃疡,引起上消化道出血。以上这些症状均可随缺氧和高碳酸血症的纠正而消失。

(六)水和电解质平衡

呼吸衰竭时血钾多偏高,血钠改变不大,部分病例可有低钠血症。呼吸衰竭时有些病例有水潴留倾向,有时发生水肿,呼吸衰竭持续数日者,为代偿呼吸性酸中毒,血浆氯多降低。长时间重度缺氧可影响肾功能,严重者少尿或无尿,甚至造成急性肾衰竭。

三、辅助检查

(一)动脉血气分析

除原发疾病和低氧血症及二氧化碳潴留导致的临床表现外,呼吸衰竭的诊断主要依靠动脉血气分析。目前仍采用 $PaO_2 < 8.0$ kPa(60 mmHg)和/或 $PaCO_2 \geq 6.7$ kPa(50 mmHg)作为诊断指标。

(二)肺功能检测

尽管某些重症患者,肺功能检测受到限制,但通过肺功能的检测能判断通气功能障碍的性质(阻塞性、限制性或混合性)及是否合并有换气功能障碍,并对通气和换气功能障碍的严重程度进行判断。

(三)胸部影像学检查

胸部影像学检查包括普通胸部 X 线、胸部 CT 和放射性核素肺通气/灌注扫描、肺血管造影等。

(四)纤维支气管镜检查

对于明确大气道情况和取得病理学证据具有重要意义。

四、诊断

以动脉血气为诊断标准,但病因和临床表现对判断预后和指导治疗有一定的价值。

(一)Campbel 等人提出的呼吸衰竭的诊断标准和分型

1.诊断标准

血二氧化碳分压($PaCO_2$)在 6.7 kPa(50 mmHg)以上和/或动脉血氧分压(PaO_2)在8.0 kPa(60 mmHg)以下,即可诊断为呼吸衰竭。

2.分型

(1)低氧血性呼吸衰竭(Ⅰ型):$PaO_2<8.0$ kPa(60 mmHg);$PaCO_2$ 正常或稍低。

(2)通气不足性呼吸衰竭(Ⅱ型):$PaCO_2$ 上升,PaO_2 下降。

(二)美国心肺和血液研究所提出的诊断标准

$PaO_2<8.0$ kPa(60 mmHg)和/或 $PaCO_2>6.7$ kPa(50 mmHg),即可诊断呼吸衰竭。Ⅰ型和Ⅱ型呼吸衰竭可分别由不同疾病引起。

(1)Ⅰ型呼吸衰竭:多为急性发病,以急性呼吸窘迫综合征为代表。

(2)Ⅱ型呼吸衰竭:分为急性和慢性,80%以上由慢性阻塞性肺疾病所致。$PaCO_2$ 的标准值为 6.7 kPa(50 mmHg)或以上。

(三)日本厚生省特定疾病呼吸衰竭调查研究班横山教授提出的诊断标准

(1)吸入室内空气时,PaO_2 降到 8.0 kPa(60 mmHg)以下所形成的呼吸衰竭,或呈现出前述呼吸障碍所引起的各种临床症状,即可诊断为呼吸衰竭(其中 PaO_2 在 9.3~8.0 kPa(70~60 mmHg)者称为"准呼吸衰竭")。

(2)将呼吸衰竭分为两种类型:一种类型的 $PaCO_2$ 为超过 6.0 kPa(45 mmHg)的异常高值;另一种类型的 $PaCO_2$ 并不升高。

(3)慢性呼吸衰竭系指呼吸衰竭症状持续 1 个月以上者。

五、护理评估

(一)一般评估

严密监测患者生命体征(T、P、R、BP、SaO_2)变化,有条件须在监护室,或使用监护仪,密切观察与记录患者的生命体征与氧饱和度情况。评估患者有无呼吸频率增快,有无心动过速、血压下降、心律失常等情况。评估患者意识有无精神错乱、躁狂、昏迷、抽搐等急性缺氧症状。或可出现嗜睡、淡漠、扑翼样震颤等急性二氧化碳潴留症状。评估患者有无发绀及呼吸困难程度。评估患者有无出现呕血、黑便等上消化道出血症状。

(二)身体评估

1.视诊

(1)是否为急性面容:有无发绀等缺氧体征;有无皮肤温暖潮红,有无球眼膜充血水肿等二氧化碳潴留体征。

(2)呼吸运动有无三凹症,有无呼吸费力伴呼气延长,有无呼吸频率、深度、节律异常。如表现为呼吸过速或呼吸浅快;呼吸节律改变,如潮式呼吸、比奥呼吸等。

2.听诊

双肺呼吸音是否减弱或消失,有无闻及干、湿啰音。

3.触诊

外周皮肤温湿度情况。使外周体表静脉充盈、皮肤充血、温暖多汗是慢性呼吸衰竭二氧化碳潴留的表现。如出现皮肤湿冷,考虑病情严重,进入休克状态。

(三)辅助检查

(1)动脉血气分析:分析 PaO_2 与 $PaCO_2$ 情况,有无 $PaO_2 < 8.0$ kPa(60 mmHg)和/或 $PaCO_2 > 6.7$ kPa(50 mmHg),评估患者呼吸衰竭的类型;综合分析血 pH、HCO_3^-、碱剩余等情况,评估患者有无酸碱失衡及失衡的类型。

(2)影像学检查:评估胸部 X 线、胸部 CT 和放射性核素肺通气/灌注扫描、肺血管造影等结果,协助医师找出呼吸衰竭的病因。

(3)其他检查:分析肺功能检查结果,评估患者是否存在通气功能和/或换气功能障碍及其严重程度;评估纤维支气管镜结果,明确大气道情况和取得病理学证据。

六、护理诊断

(一)低效性呼吸型态

与肺泡通气不足、通气与血流比例失调、肺泡弥散障碍有关。

(二)清理呼吸道无效

与呼吸道分泌物多而黏稠、咳嗽无力、意识障碍或人工气道有关。

(三)焦虑

与病情危重、死亡威胁及需求未能满足有关。

(四)潜在并发症

水、电解质紊乱及酸碱失衡,肺性脑病,上消化道出血,外周循环衰竭。

七、护理措施

(一)病情观察

缺氧和二氧化碳潴留使呼吸加深、加快,严重二氧化碳潴留可抑制呼吸中枢,使呼吸变浅、变慢,应注意观察患者呼吸频率、节律、幅度及呼吸形式的变化。缺氧和 CO_2 碳潴留使脑血管扩张、血流量增多,从而发生神志及精神状态改变,应注意观察患者的意识状态和昏迷程度的动态变化,如果患者由清醒变为神志不清或昏迷程度加深,提示缺氧和二氧化碳潴留加重,应查明原因,积极采取治疗措施。缺氧和二氧化碳潴留还影响循环功能,严重者使心肌收缩力下降,出现心律失常、心排血量减低、血压下降等,呼吸衰竭患者应常规心电监护,如心电图、心率、心律、血压及末梢循环,必要时行中心静脉压和血流动力学监测,同时还应观察患者皮肤的温度、颜色等, $PaCO_2$ 升高可使皮肤血管扩张,皮肤温热、多汗。

(二)环境和休息

病室内应阳光充足,空气流通,温度保持在 $18\sim22$ ℃,湿度 $55\%\sim65\%$,避免烟雾、灰尘及异味刺激,避免引起呛咳加重呼吸困难,室内定期做空气消毒和空气细菌培养,保持空气清洁,防止交叉感染。

因活动会增加耗氧量,故对低氧血症患者,应限制活动量,以活动后不出现呼吸困难、心率增快为宜。协助患者取舒适体位,如半卧位或坐位;对呼吸困难明显的患者,嘱其绝对卧床休息。

(三)饮食护理

呼吸衰竭由于呼吸做功增加、发热等因素,导致能量消耗增加,机体代谢处于负平衡。营养支持对于提高呼吸衰竭的抢救成功率及患者生活质量均有重要意义,故抢救时应常规鼻饲高蛋白、高脂肪、低碳水化合物及适量维生素和微量元素的流质饮食,必要时给予静脉高营养。如果可以经口进食,应少食多餐,以提供足够的能量,降低因进食增加的氧消耗。进食时应持续给氧,防止气短和进餐时血氧降低。肠外营养时应注意监测 CO_2 的变换,因为碳水化合物可能会加重高碳酸血症患者的二氧化碳潴留。

(四)对症护理

1.保持呼吸道通畅

保持呼吸道通畅,改善通气功能;气管内分泌物增多不能及时排出,使气道阻力增加,从而加重病情。应鼓励患者咳痰,可给气管按摩刺激咳嗽,意识不清及咳痰无力的患者可给予气管内吸痰,吸痰困难时可用咽喉镜挑起会厌行气管内吸痰。呼吸道分泌物干燥不易咳出,应给超声雾化吸入或蒸气吸入。人工气道时向气管内滴入湿化液,每日不少于 $200 \sim 300$ mL,保证吸入气体湿化,维持呼吸道的正常生理功能,保持气管黏膜不因干燥而受损,有助于纤毛活动,提高清除分泌物的效果。为加强湿化效果,可在湿化液内加入 α-糜蛋白酶、抗生素或支气管解痉药物。同时还应配合胸部物理疗法。

2.氧疗护理

呼吸衰竭患者 $PaO_2 < 8.0$ kPa(60 mmHg),是氧疗的绝对适应证,氧疗的目的是使 $PaO_2 > 8.0$ kPa(60 mmHg)。临床常用鼻导管或鼻塞法吸氧,还有面罩、气管内和呼吸机给氧法。缺氧伴二氧化碳潴留者,可用鼻导管或鼻塞法给氧;缺 O_2 严重而无二氧化碳潴留者,可用面罩给氧。吸入氧浓度与氧流量的关系:吸入氧浓度(%)$=21+$氧流量(L/min)$\times 4$。若呼吸困难缓解、发绀减轻、心率减慢、尿量增多、神志清醒及皮肤转暖,提示氧疗有效。若发绀消失、神志清楚、精神好转、$PaO_2 > 8.0$ kPa(60 mmHg)、$PaCO_2 < 6.7$ kPa(50 mmHg),考虑终止氧疗,停止前必须间断吸氧几日后,方可完全停止氧疗。若意识障碍加深或呼吸过度表浅、缓慢,提示二氧化碳潴留加重,应根据血气分析和患者表现,遵医嘱及时调整吸氧流量和氧浓度。

3.控制感染

呼吸道感染是呼吸衰竭的诱发因素,控制感染是治疗呼吸衰竭的重要措施,应针对感染菌种选择抗生素,及时做痰、血培养或痰涂片检查,以明确菌类或菌种。在应用抗生素治疗时,应遵医嘱按时、定量、准确给药,以保持满意的血药浓度,同时注意观察治疗效果及不良反应。在全身用药的同时还应局部给药,如经气管滴入、超声雾化吸入等,增加局部抗菌效应。

(五)并发症护理

呼吸衰竭患者由于缺氧、高碳酸血症及酸中毒,影响全身各系统和器官的功能,易导致多脏器功能损伤。

1.消化道出血

缺氧、高碳酸血症抑制消化道功能,使胃肠黏膜充血、水肿、糜烂、出血,患者出现腹胀、呕血、便血。急性严重缺氧可引起消化道应激性溃疡,导致消化道大出血。出现消化道出血的患者禁饮食,置胃管行胃肠减压,胃出血时给予冷盐水洗胃,胃管内注入止血药物如云南白药、凝血酶等,观察记录引流量及颜色,并注意观察大便颜色,出血停止后逐渐给予流质饮食。

2.肾功能损害

轻度缺氧和二氧化碳潴留使肾血管扩张,血流量增加,尿量增多。当 PaO_2 <5.3 kPa(40 mmHg)、$PaCO_2$>8 kPa(60 mmHg)时,肾血管痉挛,血流量减少,肾功能受损,尿量减少,应严格限制液体入量,注意肾功能和血生化的监测,严格记录出入量。

(六)心理护理

呼吸衰竭患者由于缺氧和呼吸困难严重,生命受到极大威胁而产生濒死感;由慢性阻塞性肺疾病或神经肌肉等疾病引起的呼吸衰竭,因反复发作或治疗时间长使患者情绪低落,对治疗失去信心;尤其是气管插管或气管切开行机械通气的患者,语言表达及沟通障碍,情绪烦躁,痛苦悲观,甚至产生绝望的心理反应,表现为拒绝治疗或对呼吸机产生依赖心理,应认真观察,及时了解患者的心理问题,对语言表达困难者,可指导患者用眼神、手势或书写等方式进行交流,对于严重躁动的患者,可按医嘱应用镇静剂和肌松药物避免"人机对抗"。这些药物可以抑制清醒患者的自主呼吸,保证呼吸机采用最适当的通气方式。及时满足患者的心理及生理需求,尽量减少患者痛苦,调整患者心态,增强信心,配合治疗,早日恢复健康。

(七)健康教育

向患者讲解有关本病的防治常识,嘱其适当休息,避免过度劳累,防止引发呼吸困难的诱因如刺激性气味、烟尘、上呼吸道感染等,劝告患者戒烟。加强耐寒训练,增加营养,增强机体抵抗力和对寒冷的适应性,指导患者做呼吸操训练,以增强膈肌力量,改善通气。指导患者进行有效咳嗽的训练,及时排出呼吸道分泌物,保持呼吸道通畅。教会患者缩唇呼吸、腹式呼吸、体位引流、有效咳嗽、咳痰的技术,提高患者的自我保健及护理能力,促进康复,延缓肺功能恶化。教会患者及家属合理使用氧疗,不要自行调大或减小氧流量。指导患者遵医嘱用药,熟悉药物的剂量、用法和注意事项。学会识别病情变化,如咳嗽加剧、痰液增多、色变黄、呼吸困难加重或神志改变,应及早就医。

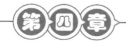

消化内科常见病护理

第一节　反流性食管炎

反流性食管炎（reflux esophagitis，RE）是指胃十二指肠内容物反流入食管所引起的食管黏膜炎症、糜烂、溃疡和纤维化等病变，甚至引起咽喉、气道等食管以外的组织损害。其发病男性多于女性，男女比例大约为 3∶2，发病率为1.92％。随着年龄的增长，食管下段括约肌收缩力的下降，胃十二指肠内容物自发性反流，而使老年人反流性食管炎的发病率有所增加。

一、病因与发病机制

（一）抗反流屏障削弱

食管下括约肌是指食管末端 3～4 cm 长的环形肌束。正常人静息时压力为1.3～4.0 kPa（10～30 mmHg），为一高压带，防止胃内容物反流入食管。由于年龄的增长，机体老化导致食管下括约肌的收缩力下降引起食物反流。一过性食管下括约肌松弛也是反流性食管炎的主要发病机制。

（二）食管清除作用减弱

正常情况下，一旦发生食物的反流，大部分反流物通过 1～2 次食管自发和继发性的蠕动性收缩将食管内容物排入胃内，即容量清除，剩余的部分则由唾液缓慢地中和。老年人食管蠕动缓慢和唾液产生减少，影响了食管的清除作用。

（三）食管黏膜屏障作用下降

反流物进入食管后，可以凭借食管上皮表面黏液、不移动水层和表面HCO_3^-、复层鳞状上皮等构成上皮屏障，以及黏膜下丰富的血液供应构成的后上皮屏障，发挥其抗反流物对食管黏膜损伤的作用。随着机体老化，食管黏膜逐渐萎缩,黏膜屏障作用下降。

二、护理评估

(一)健康史

询问患者的饮食结构及习惯、有无长期服用药物史。

(二)身体评估

1.反流症状

反酸、反胃(指胃内容物在无恶心和不用力的情况下涌入口腔)、嗳气等,多在餐后明显或加重,平卧或躯体前屈时易出现。

2.反流物引起的刺激症状

患者胸骨后或剑突下有烧灼感、胸痛、吞咽困难等。由胸骨下段向上伸延,常在餐后1小时出现,平卧、弯腰或腹压增高时可加重。反流物刺激食管痉挛导致胸痛,常发生在胸骨后或剑突下。严重时可为剧烈刺痛,可放射到后背、胸部、肩部、颈部、耳后,有的酷似心绞痛的特点。

3.其他症状

咽部不适,有异物感、棉团感或堵塞感,可能与酸反流引起食管上段括约肌压力升高有关。

4.并发症

(1)上消化道出血:因食管黏膜炎症、糜烂及溃疡可以导致上消化道出血。

(2)食管狭窄:食管炎反复发作致使纤维组织增生,最终导致瘢痕性狭窄。

(3)Barrett食管:在食管黏膜的修复过程中,食管-贲门交界处2 cm以上的食管鳞状上皮被特殊的柱状上皮取代,称之为Barrett食管。Barrett食管发生溃疡时,又称Barrett溃疡。Barrett食管是食管癌的主要癌前病变,其腺癌的发生率较正常人高30~50倍。

(三)辅助检查

1.内镜检查

内镜检查是反流性食管炎最准确、最可靠的诊断方法,能判断其严重程度和有无并发症,结合活检可与其他疾病相鉴别。

2.24小时食管pH监测

应用便携式pH记录仪在生理状态下对患者进行24小时食管pH监测,可提供食管是否存在过度酸反流的客观依据。在进行该项检查前3天,应停用抑酸药与促胃肠动力的药物。

3.食管吞钡 X 线检查

对不愿意接受或不能耐受内镜检查者行该检查。严重患者可发现阳性 X 线征。

(四)心理社会状况

反流性食管炎长期持续存在,病情反复、病程迁延,因此患者会出现食欲减退,体重下降,导致患者心情烦躁、焦虑;合并消化道出血时会使患者紧张、恐惧。应注意评估患者的情绪状态及对本病的认知程度。

三、护理诊断

(一)疼痛

胸痛与胃食管黏膜炎性病变有关。

(二)营养失调:低于机体需要量

营养失调:低于机体需要量与害怕进食、消化吸收不良等有关。

(三)有体液不足的危险

体液不足的危险与合并消化道出血引起活动性体液丢失、呕吐及液体摄入量不足有关。

(四)焦虑

焦虑与病情反复、病程迁延有关。

(五)知识缺乏

缺乏对反流性食管炎病因和预防知识的了解。

四、治疗

(一)诊断要点

临床上有明显的反流症状;内镜下有反流性食管炎的表现,过度酸反流的客观依据即可做出诊断。

(二)治疗原则

以药物治疗为主,对药物治疗无效或发生并发症者可做手术治疗。

1.药物治疗

目前多主张采用递减法,即开始使用质子泵抑制剂加促胃肠动力药,迅速控制症状,待症状控制后再减量维持。

(1)促胃肠动力药:目前主要常用的药物是西沙必利。常用量为每次 5～15 mg,每天 3～4 次,疗程 8～12 周。

(2)抑酸药:①H$_2$ 受体拮抗剂(H$_2$RA),西咪替丁 400 mg、雷尼替丁 150 mg、法

莫替丁 20 mg,每天 2 次,疗程 8～12 周;②质子泵抑制剂(PPI),奥美拉唑 20 mg、兰索拉唑 30 mg、泮托拉唑 40 mg、雷贝拉唑 10 mg 和埃索美拉唑 20 mg,每天 1 次,疗程 4～8 周;③抗酸药仅用于症状轻、间歇发作的患者作为临时缓解症状用。反流性食管炎有并发症或停药后很快复发者,需要长期维持治疗。H_2RA、西沙必利、PPI 均可用于维持治疗,其中以 PPI 效果最好。维持治疗的剂量因患者而异,以调整至患者无症状的最低剂量为合适剂量。

2.手术治疗

手术为不同术式的胃底折叠术。

手术指征:①经内科治疗无效;②虽经内科治疗有效,但患者不能忍受长期服药;③经反复扩张治疗后仍反复发作的食管狭窄;④确证由反流性食管炎引起的严重呼吸道疾病。

3.并发症的治疗

(1)食管狭窄:大部分狭窄可行内镜下食管扩张术治疗。扩张后予以长程 PPI 维持治疗可防止狭窄复发。少数严重瘢痕性狭窄需行手术切除。

(2)Barrett 食管:药物治疗是预防 Barrett 食管发生和发展的重要措施,必须使用 PPI 治疗及长期维持。

五、护理措施

(一)一般护理

为减少平卧时及夜间反流可将床头抬高 15～20 cm。避免睡前 2 小时内进食,白天进餐后亦不宜立即卧床。应避免食用使食管下括约肌压力降低的食物和药物,如高脂肪、巧克力、咖啡、浓茶及硝酸甘油、钙通道阻滞剂等。应戒烟及禁酒。减少一切影响腹压增高的因素,如肥胖、便秘、紧束腰带等。

(二)用药护理

遵医嘱给予药物治疗,注意观察药物的疗效及不良反应。

1.H_2 受体拮抗剂

药物应在餐中或餐后即刻服用,若需同时服用抗酸药,则两药应间隔 1 小时以上。若静脉给药应注意控制速度,过快可引起低血压和心律失常。西咪替丁对雄性激素受体有亲和力,可导致男性乳腺发育、阳痿以及性功能紊乱,应做好解释工作。该药物主要通过肾排泄,用药期间应监测肾功能。

2.质子泵抑制剂

奥美拉唑可引起头晕,应嘱患者用药期间避免开车或做其他必须高度集中注意力的工作。兰索拉唑的不良反应包括荨麻疹、皮疹、瘙痒、头痛、口苦、肝功能异常等,轻度不良反应不影响继续用药,较严重时应及时停药。泮托拉唑的不良反应较少,偶可引起头痛和腹泻。

3.抗酸药

该药在饭后 1 小时和睡前服用。服用片剂时应嚼服,乳剂给药前应充分摇匀。

抗酸剂应避免与奶制品、酸性饮料及食物同时服用。

(三)饮食护理

(1)指导患者有规律地进餐,饮食不宜过饱,选择营养丰富、易消化的食物。避免摄入过咸、过甜、过辣的刺激性食物。

(2)制订饮食计划:与患者共同制订饮食计划,指导患者及家属改进烹饪技巧,增加食物的色、香、味,引起患者食欲。

(3)观察并记录患者每天进餐次数、量、种类,以了解其摄入营养素的情况。

六、健康指导

(一)疾病知识的指导

向患者及家属介绍本病的有关病因,避免诱发因素。保持良好的心理状态,平时生活要有规律,合理安排工作和休息时间,注意劳逸结合,积极配合治疗。

(二)饮食指导

指导患者加强饮食卫生和饮食营养,养成有规律的饮食习惯;避免过冷、过热、辛辣等刺激性食物及浓茶、咖啡等饮料;嗜酒者应戒酒。

(三)用药指导

根据病因及病情进行指导,嘱患者长期维持治疗,介绍药物的不良反应,如有异常及时复诊。

第二节 胃 炎

胃炎是由各种原因所致胃黏膜的炎症,通常包括上皮损伤、黏膜炎症反应和细胞再生 3 个过程,是最常见的消化道疾病。按临床发病的缓急,可分为急性胃炎和慢性胃炎。

一、急性胃炎

急性胃炎是由多种病因引起的急性胃黏膜炎症。临床上急性发病,常表现为上腹部症状。内镜检查可见胃黏膜充血、水肿、出血、糜烂及浅表溃疡等一过性病变。病理组织学特征为胃黏膜固有层见到以中性粒细胞为主的炎症细胞浸润。临床上以急性糜烂出血性胃炎最常见。

急性胃炎主要包括:①急性幽门螺杆菌(*Helicobacter pylori*,*H.pylori*)感染引起的急性胃炎。但临床上很难诊断幽门螺杆菌感染引起的急性胃炎,因为一过性的上腹部症状多不为患者注意,亦极少需要胃镜检查,加之可能多数患者症状很轻或无症状。感染幽门螺杆菌后,如不予治疗,幽门螺杆菌感染可长期存在并发展为慢性胃炎;②除幽门螺杆菌之外的病原体感染和/或其毒素对胃黏膜损害引起的急性胃炎。进食被微生物和/或其毒素污染的不洁食物所引起的急性胃肠炎,以肠道炎症为主。由于胃酸的强力抑菌作用,除幽门螺杆菌之外的细菌很难在胃内存活而感染胃黏膜,因此一般人很少患除幽门螺杆菌之外的感染性胃炎。但当机体免疫力下降时,可发生各种细菌、真菌、病毒所引起的急性感染性胃炎;③急性糜烂出血性胃炎。

(一)病因

1.药物

最常引起胃黏膜炎症的药物是非甾体抗炎药(NSAID),如阿司匹林、吲哚美辛等,可破坏胃黏膜上皮层,引起黏膜糜烂。这些药物直接损伤胃黏膜上皮层。其中,NSAID还通过抑制环氧合酶的作用而抑制胃黏膜生理性前列腺素的产生,削弱胃黏膜的屏障功能;氟尿嘧啶对快速分裂的细胞如胃肠道黏膜细胞产生明显的细胞毒作用。

2.急性应激

严重的重要脏器衰竭、严重创伤、大手术、大面积烧伤、休克甚至精神心理因素等引起的急性应激,导致胃黏膜屏障破坏和H^+弥散进入黏膜,引起胃黏膜糜烂和出血。一般认为急性应激引起急性糜烂出血性胃炎机制是应激状态下胃黏膜微循环不能正常运行而造成黏膜缺血、缺氧,由此可导致胃黏膜黏液和碳酸氢盐分泌不足、局部前列腺素合成不足、上皮再生能力减弱等改变,使胃黏膜屏障受损。

3.其他

乙醇具有亲脂性和溶脂能力,高浓度乙醇可直接破坏胃黏膜屏障。某些急性细菌或病毒感染、胆汁和胰液反流、胃内异物以及肿瘤放疗后的物理性损伤,可造成胃黏膜损伤引起上皮细胞损害、黏膜出血和糜烂。

（二）临床表现

1.症状

轻者大多无明显症状；有症状者主要表现为非特异性消化不良的表现。常有上腹痛、胀满、恶心、呕吐和食欲不振等；重症可有呕血、黑便、脱水、酸中毒或休克；轻症患者可无症状，仅在胃镜检查时发现。部分患者有门静脉高压或慢性肝病的症状和体征。

2.体征

上腹部可有不同程度的压痛。

（三）实验室及辅助检查

1.实验室检查

大便潜血试验呈阳性。

2.内镜检查

纤维胃镜检查是诊断的主要依据。纤维胃镜检查一般应在大出血后24～48小时内进行，镜下可见胃黏膜多发性糜烂、出血和水肿，表面附有黏液和炎性渗出物。

（四）诊断

（1）主要根据病史和症状作出诊断。一般急性起病，常见上腹痛、腹胀、恶心、呕吐、纳差等一系列上消化道症状。胃黏膜糜烂出血，可有呕血、黑便等上消化道出血表现，但大量出血少见。腐蚀性胃炎和化脓性胃炎常出现上腹部及胸骨后剧烈疼痛、频繁呕吐、寒战、发热等。食物中毒引起的急性胃炎常与急性肠炎共存，伴有腹泻，严重者可出现脱水征象。

（2）实验室检查以与出血相关的检查结果异常为主要表现计数，大便潜血阳性，红细胞计数和血红蛋白下降，血尿素氮升高。化脓性胃炎者血白细胞增多。

（3）内镜检查急性胃炎的诊断以胃镜最有价值，应争取在起病的24～48小时内行急诊胃镜检查（急性腐蚀性胃炎除外）。

（4）病因诊断应注意询问病史中有无服用非甾体抗炎药、酗酒、应激或严重的临床疾病。可行尿素呼吸试验或在胃镜检查时行快速尿素酶或组织化学检查，明确是否存在幽门螺杆菌感染。

（5）对于以急性腹痛为主要表现者，应注意通过病史、查体及辅助检查排除急性胰腺炎、急性胆囊炎、急性阑尾炎等急腹症。

（五）护理评估

1.健康史

健康史包括有无急性应激、感染及药物史，如不洁食物或进食过冷、过热、粗糙食物以及暴饮暴食、浓茶烈酒、铁剂、抗肿瘤药物和抗生素等；是否服用阿司匹林、吲哚美辛等非甾体抗炎药物；手术、外伤史。

2.身体评估

精神状态，有无脱水、呕血、腹泻、发热、休克。肠鸣音是否亢进。

（六）护理诊断

1.知识缺乏

与缺乏有关本病的防治知识有关。

2.潜在并发症

上消化道大量出血。

（七）护理措施

1.病情观察

观察患者呕血及黑便大致数量，血压、脉搏、血红蛋白变化情况。观察原发病及其他病因的转归情况。

2.休息与活动

患者应注意休息，减少活动，对急性应激造成者应卧床休息。同时应做好患者的心理疏导，解除其精神紧张。

3.饮食护理

进食应定时、有规律，避免辛辣刺激性食物。不可暴饮暴食。一般进少渣、温凉半流质饮食。如有少量出血可给牛奶、米汤等流质饮食以中和胃酸，有利于黏膜的修复。急性大出血或呕吐频繁时应禁食。

4.对症护理

了解患者对疾病病因、治疗及护理的认识，帮助患者寻找并及时去除发病因素，有利于控制病情进展。

对消化道出血者，按消化道出血处理。在急诊胃镜检查时，尽可能行内镜下止血治疗。腐蚀性胃炎如吞服强酸、强碱者严禁洗胃，可服牛奶、蛋清或植物油保护胃黏膜。不宜用碳酸氢钠中和强酸，以免产生二氧化碳导致腹胀甚至胃穿孔。可应用腐蚀剂解毒药物。急性期过后如形成食管狭窄，可行食管扩张术、食管支架置入术、胃造瘘术等。

指导正确使用阿司匹林、吲哚美辛等对胃黏膜有刺激的药物，必要时应用制酸剂、胃黏膜保护剂预防疾病的发生。大出血时立即建立静脉通道。配合医师迅速、准确地实施输血、输液、各种止血治疗及用药等抢救措施,并观察治疗效果及不良反应。输液开始宜快,必要时测定中心静脉压作为调整输液量和速度的依据。避免因输液、输血过多、过快而引起急性肺水肿,对老年患者和心肺功能不全者尤应注意。

5.心理护理

安慰解释,使患者消除焦虑和恐惧,积极配合治疗。

6.健康教育

向患者及家属介绍急性胃炎的有关知识、预防方法和自我护理措施。避免使用对胃黏膜有刺激的药物,必须使用时应同时服用制酸剂;嗜酒者应戒酒;对于急性应激状态患者,要注意保护胃黏膜治疗;注意饮食卫生,生活要有规律,保持轻松愉快的心情。

二、慢性胃炎

慢性胃炎是由各种病因引起的胃黏膜慢性炎症,其病理变化基本局限于黏膜层,因此严格地讲应称之为"慢性胃黏膜炎"或"胃黏膜病"。组织学以显著炎症细胞浸润、上皮增殖异常、胃腺萎缩及瘢痕形成等为特点。病变轻者不需治疗,当有上皮增殖异常、胃腺萎缩时应积极治疗。慢性胃炎分为原发性与继发性两类,原发性胃炎又分为浅表性、萎缩性及肥厚性 3 种。慢性浅表性胃炎是指不伴有胃黏膜萎缩性改变、胃黏膜层见以淋巴细胞和浆细胞为主的慢性炎性细胞浸润的慢性胃炎,幽门螺杆菌感染是此类慢性胃炎的主要病因。慢性萎缩性胃炎是指胃黏膜已发生了萎缩性改变的慢性胃炎,常伴有肠上皮化生。慢性萎缩性胃炎又可再分为多灶萎缩性胃炎和自身免疫性胃炎两大类。特殊类型胃炎种类很多,由不同病因所致,临床上较少见,如感染性胃炎、化学性胃炎等。

慢性胃炎是一种常见病,其发病率在各种胃病中居首位。男性稍多于女性。随年龄增长发病率逐渐增高。自身免疫性胃炎在我国仅有少数个案报道。由幽门螺杆菌引起的慢性胃炎呈世界范围分布,我国属于幽门螺杆菌高感染率国家,估计人群中幽门螺杆菌的感染率达 40%~70%。幽门螺杆菌感染可几乎无例外地引起胃黏膜炎症,且感染后机体一般难以将其清除而变成慢性感染。

(一)病因

1.幽门螺杆菌感染

目前认为幽门螺杆菌感染是慢性浅表性胃炎最主要的病因,其机制是:①幽门螺杆菌具有鞭毛结构,可在胃内黏液层中自由活动,并依靠其黏附素与胃黏膜上皮细胞紧密接触,直接侵袭胃黏膜;②幽门螺杆菌所分泌的尿素酶,能分解尿素产生 NH_3,中和胃酸,既形成了有利于幽门螺杆菌定居和繁殖的中性环境,又损伤了上皮细胞膜;③幽门螺杆菌能产生细胞毒素使上皮细胞空泡变性,造成黏膜损害和炎症;④幽门螺杆菌的菌体胞壁还可作为抗原诱导自身免疫反应。

2.饮食和环境因素

流行病学资料显示,饮食中高盐和缺乏新鲜蔬菜、水果与慢性胃炎的发生密切相关。幽门螺杆菌感染增加了胃黏膜对环境因素损害的易感性。

3.自身免疫

自身免疫性胃炎以富含壁细胞的胃体黏膜萎缩为主。壁细胞损伤后能作为自身抗原刺激机体的免疫系统而产生相应的壁细胞抗体和内因子抗体,破坏壁细胞,使胃酸分泌减少乃至缺失,还可影响维生素 B_{12} 吸收,导致恶性贫血。

4.物理及化学因素

长期饮浓茶、烈酒、咖啡,食用过热、过冷、过于粗糙的食物,可损伤胃黏膜;服用大量非甾体抗炎药可破坏黏膜屏障;各种原因引起的十二指肠液反流,因其中的胆汁和胰液等会削弱胃黏膜的屏障功能,使其易受胃酸-胃蛋白酶的损害。

5.其他

慢性胃炎与年龄关系很大,有人认为慢性萎缩性胃炎是一种老年性改变,这可能与胃黏膜退行性变,使黏膜营养不良、分泌功能下降和胃黏膜屏障功能减退等因素有关。此外,某些疾病如心力衰竭、肝硬化门静脉高压症、尿毒症以及营养不良等也使胃黏膜易于受损。

慢性胃炎的实质是胃黏膜上皮遭受反复损害后,由于黏膜特异的再生能力,使黏膜发生改建,最终导致不可逆的固有胃腺体的萎缩、消失。在慢性胃炎的进展中,若炎性细胞(主要是浆细胞、淋巴细胞)浸润仅局限于胃小凹和黏膜固有层的表层,胃腺体则完整无损,称为慢性浅表性胃炎。病变进一步发展累及腺体,腺体萎缩、消失,胃黏膜变薄,称为慢性萎缩性胃炎。在慢性胃炎的发展过程中,胃腺细胞可发生肠腺化生,或假性幽门腺化生和增生,增生的上皮和肠化的上皮可发生发育异常,形成不典型增生,中度以上的不典型增生被认为是癌前病变。

(二)临床表现

1.症状

$70\%\sim80\%$ 的患者可无任何症状,部分患者表现为非特异性的消化不良,可表现为中上腹不适、饱胀、钝痛、烧灼痛等,也可呈食欲不振、嗳气、反酸、恶心等消化不良症状,体征多不明显,有时表现为上腹轻压痛。恶性贫血者常有全身衰弱、疲软,可出现明显的厌食、体重减轻、贫血,一般消化道症状较少。

2.体征

多不明显,有时上腹部轻压痛。

3.并发症

重度者可迁延成胃癌。

(三)实验室及辅助检查

1.胃镜及胃黏膜活组织检查

胃镜及胃黏膜活组织检查是最可靠的诊断方法。在充分活检基础上以病理学诊断明确病理类型,并可检测幽门螺杆菌。

2.幽门螺杆菌检测

可通过侵入性(如快速尿素酶测定、组织学检查和幽门螺杆菌培养等)和非侵入性(如^{14}C 或^{13}C-尿素呼气试验、粪便幽门螺杆菌抗原检测及血清学定性检测抗幽门螺杆菌 IgG 抗体)方法检测。

3.血清学检查

自身免疫性胃炎时,抗壁细胞抗体和抗内因子抗体可呈阳性,血清胃泌素水平明显升高。多灶萎缩性胃炎时,血清胃泌素水平正常或偏低。

4.胃液分析

自身免疫性胃炎时,胃酸缺乏;多灶萎缩性胃炎时,胃酸分泌正常或偏低。

5.^{13}C-尿素呼气试验

^{13}C-尿素呼气试验是检测人类胃中幽门螺杆菌是否存在的一种非侵入性检查方法。其原理是幽门螺杆菌(Hp)具有较强的尿素酶,它能分解胃中的尿素,当摄入稳定同位素^{13}C 所标记的尿素后,^{13}C-尿素即在尿素酶作用下,分解为氨和$^{13}CO_2$,$^{13}CO_2$ 被小肠上段吸收后,进入血循环,并随呼气排出,分析呼气中的^{13}C就可诊断该细菌的存在与否。此方法可靠,敏感性和特异性都在 95% 以上,尤其适用于幽门螺杆菌感染的流行病学调查和幽门螺杆菌相关性胃炎抗幽门螺杆菌治疗前后的检查与随访。^{14}C-尿素呼气试验中^{14}C无^{13}C 稳定,有少量放射性,^{13}C-尿素没有放射性,由于是稳定性核素,对人体无损害。

(四)诊断

1.主要标准

胃镜及胃黏膜组织检查是最可靠的诊断方法。镜下可见胃黏膜红斑、黏膜粗糙不平、出血点或出血斑;甚至黏膜呈颗粒状、色泽灰暗、皱襞细小。可伴有糜烂、胆汁反流。胃镜下同时可以检测幽门螺杆菌。

2.其他标准

临床上反复出现上腹胀痛及消化不良表现,病程迁延,应考虑本病。如患者伴有贫血,应怀疑自身免疫性胃炎,进行血清学检查可有抗壁细胞抗体和抗内因子抗体阳性。

(五)护理评估

1.健康史

有无饮食中高盐和缺乏新鲜蔬菜、水果及大量饮酒史。

2.身体状况

(1)症状大多无症状,部分有上腹痛或不适、食欲不振、饱胀、嗳气、反酸、恶心和呕吐等消化不良的表现。少数可有少量上消化道出血。一些患者可出现明显畏食、贫血和体重减轻,见于自身免疫性胃炎。

(2)护理体检可有上腹部轻压痛。

3.辅助检查

(1)实验室检查:胃酸分泌正常或偏低。

(2)幽门螺杆菌检测:可通过侵入性和非侵入性方法检测。

(3)胃镜及胃黏膜活组织检查:是诊断慢性胃炎最可靠的方法。

(六)护理诊断

1.疼痛

腹痛与胃黏膜炎性病变有关。

2.营养失调:低于机体需要量

营养失调:低于机体需要量与畏食、消化吸收不良等有关。

3.焦虑

焦虑与病情反复发作、病程迁延有关。

(七)护理措施

1.病情观察

观察患者消化不良症状,腹痛的部位以及性质,呕吐物和粪便的颜色、量及性状等,用药前后患者的反应。

2.休息与活动

急性发作或伴有消化道出血时应卧床休息,并可用转移注意力、做深呼吸等方法来减轻焦虑、缓解疼痛。病情缓解时,进行适当的运动和锻炼,注意避免过度劳累。

3.饮食护理

以高营养、易消化、丰富的新鲜蔬菜水果为饮食原则。避免摄入过咸、过甜、过辣的刺激性食物。避免长期饮浓茶、烈酒、咖啡,避免食用过热、过冷、过于粗糙的食物。

4.对症护理

腹部疼痛或不适者,避免精神紧张,采取转移注意力、做深呼吸等方法缓解疼痛;或用热水袋热敷胃部,以解除痉挛,减轻腹痛。

注意观察药物的疗效及不良反应。慎用或禁用阿司匹林、吲哚美辛等对胃黏膜有刺激的药物。枸橼酸铋钾宜在餐前半小时用吸管吸入服用。部分患者服药后出现便秘和大便呈黑色,停药后可自行消失。服用阿莫西林前应询问患者有无青霉素过敏史,应用过程中注意有无迟发性过敏反应。甲硝唑可引起恶心、呕吐等胃肠道反应。

5.心理护理

及时了解患者心理,耐心解释患者疑虑,尤其有异型增生的患者,常因担心恶变而恐惧。护理人员应主动安慰患者,说明本病经过正规治疗是可以逆转的。对于异型增生,经严密随访,即使有恶变,及时手术也可获得满意的疗效,使患者乐观、积极配合治疗消除焦虑、恐惧心理。

6.健康教育

向患者及家属介绍本病的相关病因和预后,避免诱发因素。指导患者加强饮食卫生和营养,规律饮食。指导患者保持良好的心态,生活要有规律,合理安排工作和休息时间,劳逸结合。指导患者遵医嘱服药,如有异常及时就诊,定期门诊复查。

第三节　消化性溃疡

消化性溃疡是指主要发生在胃和十二指肠的慢性溃疡,即胃溃疡(gastric ulcer,GU)和十二指肠溃疡(duodenal ulcer,DU)。胃酸/胃蛋白酶对黏膜的消化作用是溃疡形成的基本因素,临床表现特点为慢性过程、周期性发作、节律性上腹部疼痛。

一、病因与发病机制

(一)病因

1.幽门螺杆菌感染

幽门螺杆菌感染是引起消化性溃疡的重要病因。

2.非甾体抗炎药

NSAID是引起消化性溃疡的另一个常见原因。

3.胃酸和胃蛋白酶

消化性溃疡的形成最终是由胃酸和胃蛋白酶自身消化所致。

4.胃黏膜保护作用减弱

吸烟、药物以及咖啡、烈酒、辛辣食物均可破坏胃黏膜屏障而致溃疡。

5.胃十二指肠运动异常

胃排空快、胃排空延缓或十二指肠-胃反流等。

6.遗传作用

消化性溃疡的发生具有明显的遗传倾向。

7.应激及精神因素

急性应激和精神刺激可引起应激性溃疡。

8.其他

某些解热镇痛药、抗癌药均可致溃疡,此外环境因素、季节、吸烟、辛辣食物、不良生活习惯与消化性溃疡的发生也有一定的关系。

(二)发病机制

1.幽门螺杆菌感染

幽门螺杆菌感染致使胃酸分泌增加、黏膜屏障削弱或破坏,导致溃疡发生。

2.胃酸和胃蛋白酶

消化性溃疡的最终形成是由胃酸和胃蛋白酶对黏膜的自身消化所致。胃酸的存在是发生溃疡的决定因素。

3.其他

NSAID损伤胃十二指肠黏膜主要通过抑制前列腺素合成,削弱其对黏膜的保护作用。应激和心理因素,通过影响神经干扰胃十二指肠的分泌、运动和黏膜血流。吸烟能增加胃酸分泌、降低幽门括约肌张力和影响胃黏膜前列腺素合成。

二、临床表现

具有慢性过程、周期性发作与节律性上腹部疼痛三大特点,其临床表现如下。

（一）症状

1.腹痛

疼痛是溃疡病的突出症状,可为隐痛、钝痛、胀痛、烧灼痛甚至剧痛,或呈现饥饿样不适感。具有以下特点。

（1）长期性:慢性过程呈反复发作,病史可达几年甚至十几年。

（2）周期性:发作期和缓解期相互交替,发作有季节性,多在秋冬、冬春之交发病。

（3）节律性:多数患者疼痛具有典型的节律性,胃溃疡和十二指肠溃疡上腹痛特点的比较见表 4-1。

表 4-1　**胃溃疡和十二指肠溃疡腹痛特点的比较**

疼痛特点	胃溃疡	十二指肠溃疡
疼痛部位	中上腹或剑突下偏左	中上腹或中上腹偏右
疼痛时间	常在餐后 0.5～1 小时发生,持续 1～2 小时后缓解	常在两餐之间,至下次进餐或服用抗酸剂后缓解;也可于睡前或半夜出现,称"空腹痛"或"夜痛"
疼痛节律	进食-疼痛-缓解	疼痛-进食-缓解

（4）疼痛常因精神刺激、过度疲劳、饮食不慎、药物影响、气候变化等因素诱发或加重。

2.其他

消化性溃疡还可有胃灼热感、反酸、嗳气、恶心、呕吐等胃肠道症状以及失眠、多汗、脉缓等自主神经功能失调表现。胃溃疡因疼痛而影响进食,长期食物摄入不足可导致消瘦、贫血。十二指肠溃疡患者常因进食可缓解疼痛而频繁进食,体重增加,但有慢性出血者亦可引起缺铁性贫血。

（二）体征

溃疡活动期剑突下可有一固定而局限的压痛点,缓解时无明显体征。

（三）特殊类型的消化性溃疡

1.复合溃疡

指胃和十二指肠同时发生的溃疡。DU 往往先于 GU 出现。幽门梗阻发生率较高。

2.幽门管溃疡

幽门管位于胃远端,与十二指肠交界,长 2 cm。幽门管溃疡与 DU 相似,胃酸分泌一般较高。幽门管溃疡上腹痛的节律性不明显,对药物治疗反应较差,呕吐较多见,较易发生幽门梗阻、出血和穿孔等并发症。

3.球后溃疡

DU 大多发生在十二指肠球部,发生在球部远段十二指肠的溃疡称球后溃疡。多发生在十二指肠乳头的近端。具有 DU 的临床特点,但午夜痛及背部放射痛多见,对药物治疗反应较差,较易并发出血。

4.巨大溃疡

指直径>2 cm 的溃疡。对药物治疗反应较差、愈合时间较慢,易发生慢性穿透或穿孔。

5.老年人消化性溃疡

近年来,老年人发生消化性溃疡的报道增多。临床表现多不典型,GU 多位于胃体上部甚至胃底部、溃疡常较大,易误诊为胃癌。

6.无症状性溃疡

15%消化性溃疡患者可无症状,而以出血、穿孔等并发症为首发症状。可见于任何年龄,以老年人较多见;非类固醇类消炎药(NSAID)引起的溃疡近半数无症状。

(四)并发症

1.出血

50%以上的消化道出血是由于消化性溃疡所致。出血是消化性溃疡最常见的并发症。DU 比 GU 容易发生。常因服用 NSAID 而诱发,部分患者(10%～25%)以上消化道出血为首发症状。

2.穿孔

以急性穿孔最常见,也是消化性溃疡最严重的并发症,见于 2%～10%的病例,常于饮食过饱和饭后剧烈运动时发生。消化性溃疡穿孔的后果有 3 种:①溃疡穿透浆膜层达腹腔致弥漫性腹膜炎,引起突发的剧烈腹痛,称游离穿孔;②溃疡穿透并与邻近实质器官相连,往往表现为腹痛规律发生改变,变得顽固而持久,称为穿透性溃疡;③溃疡穿孔入空腔器官形成瘘管。

3.幽门梗阻

见于 2%～4%的病例。大多由 DU 或幽门管溃疡引起。急性梗阻多因炎症水肿和幽门部痉挛所致,梗阻为暂时性,随炎症好转而缓解;慢性梗阻主要由于溃疡愈合后瘢痕收缩而呈持久性。幽门梗阻使胃排空延迟,患者可感上腹饱胀不适,疼痛于餐后加重,且有反复大量呕吐,呕吐物呈酸腐味的宿食,大量呕吐后疼痛可暂缓解。严重频繁呕吐可致失水和低氯低钾性碱中毒,常继发营养不良。上腹饱胀和逆蠕动的胃型,以及空腹时检查胃内有振水音、抽出胃液量 >200 mL,是幽门梗阻的特征性表现。

4.癌变

少数 GU 可发生癌变,癌变率在 1% 以下;DU 则极少见。对长期 GU 病史,年龄在 45 岁以上,经严格内科治疗 4~6 周症状无好转,大便隐血试验持续阳性者,应怀疑是否癌变,需进一步检查和定期随访。

三、辅助检查

(一)胃镜检查

胃镜检查是确诊消化性溃疡首选的检查方法。胃镜检查不仅可对胃十二指肠黏膜直接观察、摄像,还可在直视下取活组织做病理学检查及幽门螺杆菌检测。

(二)X 线钡餐检查

适用于对胃镜检查有禁忌或不愿接受胃镜检查者。溃疡的 X 线征象有直接和间接两种:龛影是直接征象,对溃疡有确诊价值;局部压痛、十二指肠球部激惹和球部畸形、胃大弯侧痉挛性切迹均为间接征象,仅提示可能有溃疡。

(三)粪便潜血试验

粪便潜血试验持续阳性提示溃疡处于活动期。如 GU 患者持续阳性,应怀疑有癌变的可能。

(四)幽门螺杆菌检测

幽门螺杆菌检测应列为消化性溃疡诊断的常规检查项目,检测方法分为两大类。

1.侵入性

通过胃镜检查取胃黏膜活组织进行检测主要包括快速尿素酶试验、组织学检查和幽门螺杆菌培养。

2.非侵入性

非侵入性主要有 ^{14}C 或 ^{13}C 尿素呼气试验、粪便幽门螺杆菌抗原检测及血清学检查(定性检测血清抗幽门螺杆菌 IgG 抗体)。^{14}C 或 ^{13}C 尿素呼气试验常作为根除治疗后复查的首选方法。

四、治疗

治疗目的是消除病因、缓解症状、促进溃疡愈合、防止复发和防治并发症。治疗原则为整体与局部治疗相结合、药物与非药物治疗相结合、内科与外科治疗相结合。

(一)一般治疗

生活规律,劳逸结合,避免过度劳累和精神紧张;定时进餐,避免辛辣、高盐、刺激性食物以及浓茶、咖啡等饮料;戒烟戒酒,避免服用非甾体抗炎药。

(二)药物治疗

1.降低胃酸

常用抗酸药和抑制胃酸分泌药物。抗酸药主要为碱性抗酸药如氢氧化铝等;抑制胃酸分泌药物主要为 H_2 受体拮抗剂(H_2RA)和质子泵抑制剂(PPI)两大类,H_2RA 常用西咪替丁、雷尼替丁等,PPI 常用奥美拉唑、泮托拉唑等,PPI 作用比 H_2RA 更强、更持久。

2.根除幽门螺杆菌(Hp)治疗

目前推荐根除 Hp 三联疗法,即采用胶体铋剂或一种 PPI 加两种抗生素(如克拉霉素、阿莫西林、甲硝唑等)的三联治疗方案。

3.保护胃黏膜治疗

常用硫糖铝和枸橼酸铋钾等胃黏膜保护剂。

(三)并发症治疗

相关并发症也要对症治疗。

五、护理措施

本病重点的护理措施是合理休息与饮食,严密观察病情变化,预防并发症的发生。

(一)一般护理

1.休息与活动

溃疡活动期、症状较重或有并发症者,卧床休息 1～2 周。溃疡缓解期,鼓励患者规律生活,适当活动,劳逸结合,以不感到劳累和诱发疼痛为原则;避免诱发因素。

2.饮食护理

(1)急性发作期要给予温凉、清淡易于消化且含蛋白质、糖类、维生素较高的半流质饮食或软食,少量多餐,每天进食 4～5 次,此期应严格限制对胃黏膜有机械性刺激的食物和有化学刺激性的食物及药物,限制高脂食物摄入。

（2）恢复期应以清淡和无刺激性的易消化饮食为主,原则是定时定量、细嚼慢咽、少食多餐,每天进食 5～6 次,可适当增加蛋白质、糖、脂肪和食盐的摄入量。

（二）病情观察

1.病情监测

注意观察及详细了解患者疼痛的规律和特点,指导患者准备抑酸性食物（苏打饼干等）在疼痛前进食,或服用抑酸剂以防疼痛。也可采用局部热敷或针灸止痛等。监测生命体征及腹部体征的变化,以及时发现并纠正并发症。

2.帮助患者认识和祛除病因及诱因

（1）对服用 NSAID 者,应停药。

（2）对嗜烟酒者,应督促患者戒烟戒酒。

（三）疼痛护理

（1）了解疼痛特点,指导缓解疼痛的方法,如十二指肠溃疡为空腹痛或午夜痛,可准备碱性食物（如苏打饼干）在疼痛前进食或遵医嘱服用抗酸药物防止疼痛发生。

（2）采用局部热敷或针灸镇痛。

（3）帮助患者认识和去除病因,服用非甾体抗炎药者,病情允许应停药,嘱患者合理饮食,戒烟戒酒。

（4）指导患者采取转移注意力、看报、听轻音乐、精神放松法、呼吸控制训练法、气功松弛法等放松技术,消除紧张感,减轻疼痛。

（四）用药护理

遵医嘱用药,注意观察药效及不良反应。

1.抗酸药

如氢氧化铝凝胶等,应在饭后 1 小时和睡前服用。片剂应嚼服,乳剂使用前应充分摇匀。抗酸药与奶制品应避免同时服用;不可与酸性食物及饮料同服。氢氧化铝凝胶能引起食欲缺乏、软弱无力等症状,严重者可致骨质疏松,甚至造成肾损害。若服用镁制剂则易引起腹泻。

2.H_2 受体拮抗剂

药物应在餐中或餐后即刻服用,或将 1 天剂量在睡前顿服。若需同时服用抗酸药,则两药应间隔 1 小时以上;若静脉给药应注意控制速度,速度过快可引起低血压和心律失常。西咪替丁有轻度抗雄性激素作用,停药后症状即可消失。

用药期间应监测肾功能,孕妇和哺乳期妇女禁用。

3.质子泵抑制剂

奥美拉唑用药初期可引起头晕,应嘱患者避免开车或做其他必须高度集中注意力的工作。此外,奥美拉唑与地西泮、苯妥英钠等药物联合使用时,需防止药物蓄积中毒。兰索拉唑、泮托拉唑的不良反应较少。埃索美拉唑不良反应亦较少见,静脉滴注时只能溶于0.9%氯化钠溶液中使用。

4.其他药物

硫糖铝片宜在进餐前1小时服用,可有便秘、口干、皮疹、眩晕、嗜睡等不良反应,不能与多酶片同服。

六、健康指导

(一)疾病知识指导

向患者及家属介绍消化性溃疡发病的原因、加重因素及常见并发症的表现和特点,帮助他们了解病情,解除思想顾虑。

(二)生活指导

指导良好的生活方式,规律生活,劳逸结合,合理作息,保证充足睡眠,避免过度紧张劳累,戒除烟酒,选择合适的锻炼方式,提高机体免疫力。

(三)饮食指导

建立合理的饮食结构,规律进食,少食多餐,避免摄入粗纤维食物及辛辣等刺激性饮料;饮食不宜过酸、过甜、过咸,烹调方法以蒸、煮、炖、烩为主。

(四)用药指导

指导患者按医嘱正确服药,学会观察药效及不良反应,不得擅自停药或减量,防止溃疡复发。慎用或勿用致溃疡加重的药物。

(五)定时复诊

根据医嘱定时去门诊复查。

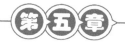

心内科常见病护理

第一节 心 绞 痛

心绞痛是冠状动脉供血不足，心肌急剧的、暂时的缺血与缺氧所引起的临床综合征。其特点为阵发性的前胸压榨性疼痛感觉，主要位于胸骨后部，可放射至心前区和左上肢，常发生于劳动或情绪激动时，持续数分钟，休息或用硝酸酯制剂后消失。

一、病因和发病机制

本病多见于男性，多数患者在 40 岁以上，劳累、情绪激动、饱食、受寒、阴雨天气、急性循环衰竭等为常见诱因。除冠状动脉粥样硬化外，本病还可由主动脉瓣狭窄或关闭不全、梅毒性主动脉炎、原发性肥厚型心肌病、先天性冠状动脉畸形、风湿性冠状动脉炎等引起。

对心脏予以机械性刺激并不引起疼痛，但心肌缺血与缺氧则引起疼痛。当冠状动脉的供血与心肌的需血之间发生矛盾，冠状动脉血流量不能满足心肌代谢的需要，引起心肌急剧的、暂时的缺血与缺氧时，即产生心绞痛。

心肌耗氧的多少由心肌张力、心肌收缩强度和心率所决定。心肌张力＝左室收缩压（动脉收缩压）×心室半径。心肌收缩强度和心室半径经常不变，因此常用"心率×收缩压"（即二重乘积）作为估计心肌氧耗的指标。心肌能量的产生要求大量的氧供，心肌细胞摄取血液氧含量的65％～75％，而身体其他组织则仅摄取 10％～25％，因此心肌平时对血液中氧的吸收已接近于最大量，氧需要增加时已难以从血液中更多地摄取氧，只能依靠增加冠状动脉的血流量来提供。在正常情况下，冠状循环有很大的储备力，其血流量可增加到休息时的 6～7 倍。

缺氧时,冠状动脉也扩张,能使其流量增加 4～5 倍。动脉粥样硬化而致冠状动脉狭窄或部分分支闭塞时,其扩张性减弱,血流量减少,且对心肌的供血量相对地比较稳定。心肌的血液供给如减低到尚能应付心脏平时的需要,则休息时可无症状。一旦心脏负荷突然增加,如劳累、激动、左心衰竭等,使心肌张力增加(心腔容积增加、心室舒张末期压力增高)、心肌收缩力增加(收缩压增高、心室压力曲线量大压力随时间变化率增加)和心率增快等而致心肌氧耗量增加时,心肌对血液的需求增加;或当冠状动脉发生痉挛(如吸烟过度或神经体液调节障碍)时,冠状动脉血流量进一步减少;或在突然发生循环血流量减少的情况下(如休克、极度心动过速等),心肌血液供求之间的矛盾加深,心肌血液供给不足,遂引起心绞痛。严重贫血的患者,在心肌供血量虽未减少的情况下,可由于红细胞减少,血液携氧量不足而引起心绞痛。

在多数情况下,劳累诱发的心绞痛常在同一"心率×收缩压"值的水平上发生。

产生疼痛的直接因素,可能是在缺血缺氧的情况下,心肌内积聚过多的代谢产物,如乳酸、丙酮酸、磷酸等酸性物质;或类似激肽的多肽类物质,刺激心脏内自主神经的传入纤维末梢,经第1～5胸交感神经节和相应的脊髓段,传至大脑,产生疼痛的感觉。这种痛觉反应在与自主神经进入水平相同脊髓的脊神经所分布的皮肤区域,即胸骨后及两臂的前内侧与小指,尤其是在左侧,而多不在心脏解剖位置处。有人认为,在缺血区内富有神经供应的冠状血管的异常牵拉和收缩,可以直接产生疼痛冲动。

病理解剖检查显示心绞痛的患者,至少有一支冠状动脉的主支管腔显著狭窄达横切面的 75% 以上。有侧支循环形成者,则冠状动脉的主支有更严重的阻塞才会发生心绞痛。另一方面,冠状动脉造影发现 5%～10% 的心绞痛患者,其冠状动脉的主要分支无明显病变,提示这些患者的心肌血供和氧供不足,可能是冠状动脉痉挛、冠状循环的小动脉病变、血红蛋白和氧的离解异常、交感神经过度活动、儿茶酚胺分泌过多或心肌代谢异常等所致。

患者在心绞痛发作之前,常有血压增高、心率增快、肺动脉压增高和肺毛细血管压增高的变化,反映心脏和肺的顺应性减低,发作时可有左心室收缩力和收缩速度降低、喷血速度减慢、左心室收缩压下降、心搏量和心排血量降低、左心室舒张末期压和血容量增加等左心衰竭的病理生理变化。左心室壁可呈收缩不协调或部分心室壁有收缩减弱的现象。

二、临床表现

(一)症状

1.典型发作

突然发生的胸骨后上、中段可波及心前区压榨性、闷胀性或窒息性疼痛,可放射至左肩、左上肢前内侧及无名指和小指。重者有濒死的恐惧感和冷汗,往往迫使患者停止活动。疼痛历时1~5分钟,很少超过15分钟,休息或含化硝酸甘油多在1~2分钟内(很少超过5分钟)缓解。

2.不典型发作

(1)疼痛部位可出现在上腹部、颈部、下颌、左肩胛部或右前胸、左大腿内侧等。

(2)疼痛轻微或无疼痛,而出现胸部闷感、胸骨后烧灼感等,称心绞痛的相当症状。上述症状亦应为发作型,休息或含化硝酸甘油可缓解。

心前区刺痛,手指能明确指出疼痛部位,以及持续性疼痛或胸闷,多不是心绞痛。

(二)体征

平时一般无异常体征。心绞痛发作时可出现心率增快、血压增高、表情焦虑、出汗,有时出现第四或第三心音奔马律,可有暂时性心尖区收缩期杂音(乳头肌功能不全)。

(三)心绞痛严重程度的分级

根据加拿大心血管学会分类分为4级。①Ⅰ级:一般体力活动(如步行和登楼)不受限,仅在强、快或长时间劳力时发生心绞痛。②Ⅱ级:一般体力活动轻度受限。快步、饭后、寒冷或刮风中、精神应激或醒后数小时内步行或登楼;步行2个街区以上、登楼一层以上和爬山,均引起心绞痛。③Ⅲ级:一般体力活动明显受限,步行1~2个街区,登楼一层引起心绞痛。④Ⅳ级:一切体力活动都引起不适,静息时可发生心绞痛。

三、分型

(一)劳累性心绞痛

由活动和其他可引起心肌耗氧增加的情况下而诱发,又可分为以下几种。

1.稳定型劳累性心绞痛特点

(1)病程>1个月。

(2)胸痛发作与心肌耗氧量增加多有固定关系,即心绞痛阈值相对不变。

（3）诱发心绞痛的劳力强度相对固定，并可重复。

（4）胸痛发作在劳力当时，被迫停止活动，症状可缓解。

（5）心电图运动试验多呈阳性。

此型冠脉固定狭窄度超过管径70％，多支病变居多，冠脉动力性阻塞多不明显，粥样斑块无急剧增大或破裂出血，故临床病情较稳定。

2.初发型劳力性心绞痛特点

（1）病程＜1个月。

（2）年龄较轻。

（3）男性居多。

（4）临床症状差异大。①轻型：中等度劳力时偶发。②重型：轻微用力或休息时频发；梗死前心绞痛为回顾性诊断。

此型单支冠脉病变多，侧支循环少，因冠脉痉挛或粥样硬化进展迅速，斑块破裂出血，血小板聚集，甚至有血栓形成，导致病情不稳定。

3.恶化型劳累性心绞痛特点

（1）心绞痛发作次数、持续时间、疼痛程度在短期内突然加重。

（2）活动耐量较以前明显降低。

（3）日常生活中轻微活动均可诱发，甚至安静睡眠时也可发作。

（4）休息或用硝酸甘油对缓解疼痛作用差。

（5）发作时心电图有明显的缺血性 ST-T 改变。

（6）血清心肌酶正常。

此型多属多支冠脉严重粥样硬化，并存在左主干病变，病情突然恶化可能因斑块脂质浸润急剧增大或破裂或出血，血小板凝聚血栓形成，使狭窄管腔更堵塞，至活动耐量减低。

（二）自发性心绞痛

心绞痛发作与心肌耗氧量增加无明显关系，而与冠状血流储备量减少有关，可单独发生或与劳累性心绞痛并存。与劳累性心绞痛相比，疼痛持续时间一般较长，程度较重，且不易为硝酸甘油所缓解。

1.卧位型心绞痛特点

（1）有较长的劳累性心绞痛史。

（2）平卧时发作，多在午夜前，即入睡1～2小时内发作。

（3）发作时需坐起甚至需站立。

（4）疼痛较剧烈，持续时间较长。

（5）发作时 ST 段下降显著。

（6）预后差,可发展为急性心肌梗死或发生严重心律失常而死亡。

此型发生机制尚有争论,可能与夜梦、夜间血压降低或发生未被察觉的左心室衰竭,以致狭窄的冠状动脉远端心肌灌注不足;或平卧时静脉回流增加,心脏工作量增加,需氧增加等有关。

2.变异型心绞痛特点

（1）发病年龄较轻。

（2）发作与劳累或情绪多无关。

（3）易于午夜到凌晨时发作。

（4）几乎在同一时刻呈周期性发作。

（5）疼痛较重,历时较长。

（6）发作时心电图示有关导联的 ST 段抬高,与之相对应的导联则 ST 段可压低。

（7）含化硝酸甘油可使疼痛迅速缓解,抬高的 ST 段随之恢复。

（8）血清心肌酶正常。

本型心绞痛是由于在冠状动脉狭窄的基础上,该支血管发生痉挛,引起一片心肌缺血所致。冠状动脉造影正常的患者,也可由于该动脉痉挛而引起。冠状动脉痉挛可能与 α 肾上腺素能受体受到刺激有关,患者迟早会发生心心肌梗死。

3.中间综合征（亦称急性冠状动脉功能不全）特点

（1）心绞痛发作持续时间长,可达 30 分钟至 1 小时以上。

（2）常在休息或睡眠中发作。

（3）心电图、放射性核素和血清学检查无心肌坏死的表现。本型心绞痛性质介于心绞痛与心肌梗死之间,常是心肌梗死的前奏。

4.梗死后心绞痛

梗死后心绞痛是急性心肌梗死发生后 1 个月内（不久或数周）又出现的心绞痛。由于供血的冠状动脉阻塞发生心肌梗死,但心肌尚未完全坏死,一部分未坏死的心肌处于严重缺血状态下又发生疼痛,随时有再发生梗死的可能。

（三）混合性心绞痛

混合性心绞痛的特点如下。

（1）劳累性与自发性心绞痛并存,如兼有大支冠状动脉痉挛,除劳累性心绞痛外可并存变异型心绞痛,如兼有中等大冠脉收缩则劳累性心绞痛可在通常能耐受的劳动强度以下发生。

（2）心绞痛阈值可变性大，临床表现为在当天不同时间、当年不同季节的心绞痛阈值有明显变化，如伴有 ST 段压低的心绞痛患者运动能力的昼夜变化，或一天中首次劳累性发作的心绞痛。劳累性心绞痛患者遇冷诱发及餐后发作的心绞痛多属此型。

此类心绞痛为一支或多支冠脉有临界固定狭窄病变限制了最大冠脉储备力，同时有冠脉痉挛收缩的动力性阻塞使血流减少，故心肌耗氧量增加与心肌供氧量减少两个因素均可诱发心绞痛。

近年"不稳定型心绞痛"一词在临床上被广泛应用，指介于稳定型劳累性心绞痛与急性心肌梗死和猝死之间的中间状态。它包括了除稳定型劳累性心绞痛外的上述所有类型的心绞痛，还包括冠状动脉成形术后心绞痛、冠状动脉旁路术后心绞痛等新近提出的心绞痛类型。其病理基础是在原有病变基础上发生冠状动脉内膜下出血、粥样硬化斑块破裂、血小板或纤维蛋白凝集形成血栓、冠状动脉痉挛等。

四、辅助检查

（一）心电图

1.静息时心电图

约半数患者在正常范围，也可有非特异性 ST-T 异常或陈旧性心肌梗死图形，有时有房室或束支传导阻滞、期前收缩等。

2.心绞痛发作时心电图

绝大多数患者可出现暂时性心肌缺血引起的 ST 段移位；ST 段水平或下斜压低≥1 mm，ST 段抬高≥2 mm（变异型心绞痛）；T 波低平或倒置，平时 T 波倒置者发作时变直立（伪改善）。可出现各种心律失常。

3.心电图负荷试验

用于心电图正常或可疑时。有双倍二级梯运动试验（master 试验）、活动平板运动试验、蹬车试验、潘生丁试验、心房调搏和异丙肾上腺素静脉滴注试验等。

4.动态心电图

24 小时持续记录以证实胸痛时有无心电图缺血改变及无痛性禁忌缺血发作。

（二）放射性核素检查

1.^{201}铊（^{201}Tl）心肌显像或兼作负荷（运动）试验

休息时铊显像所示灌注缺损主要见于心肌梗死后瘢痕部位。而缺血心肌常在心脏负荷后显示灌注缺损,并在休息后复查出现缺损区再灌注现象。近年用^{99m}Tc-MIBI 作心肌灌注显像(静息或负荷)取得良好效果。

2.放射性核素心腔造影

静脉内注射焦磷酸亚锡被细胞吸附后,再注射^{99m}Tc,即可使红细胞被标记上放射性核素,得到心腔内血池显影。可测定左心室射血分数及显示室壁局部运动障碍。

(三)超声心动图

二维超声心动图可检出部分冠状动脉左主干病变,结合运动试验可观察到心室壁节段性运动异常,有助于心肌缺血的诊断,静息状态下心脏图像阴性,尚可通过负荷试验确定,近年三维,经食管、血管内和心内超声检查增加了其诊断的阳性率和准确性。

(四)心脏 X 线检查

无异常发现或见心影增大、肺充血等。

(五)冠状动脉造影

可直接观察冠状动脉解剖及病变程度与范围是确诊冠心病的最可靠方法。但它是一种有一定危险的有创检查,不宜作为常规诊断手段。其主要指征为以下内容。

(1)胸痛疑似心绞痛不能确诊者。

(2)内科治疗无效的心绞痛,需明确冠状病变情况而考虑手术者。

(六)激发试验

为诊断冠脉痉挛,常用冷加压、过度换气及麦角新碱作激发试验,前两种试验较安全,但敏感性差,麦角新碱可引起冠脉剧烈收缩,仅适用于造影时冠脉正常或固定狭窄病变<50%的可疑冠脉痉挛患者。

五、诊断

根据典型的发作特点和体征,含用硝酸甘油后缓解,结合年龄和存在冠心病易患因素,除外其他原因所致的心绞痛,一般即可建立诊断。下列几方面有助于临床上判别心绞痛。

(一)性质

心绞痛应是压榨紧缩、压迫窒息、沉重闷胀性疼痛,而非刀割样尖锐痛或抓痛、短促的针刺样或触电样痛或昼夜不停的胸闷感觉。其实也并非"绞痛"。在少数患者可为烧灼感、紧张感或呼吸短促伴有咽喉或气管上方紧窄感。疼痛或不适感开始时较轻,逐渐增剧,然后逐渐消失,很少为体位改变或呼吸所影响。

(二)部位

疼痛或不适处常位于胸骨或其邻近,也可发生在上腹部至咽部之间的任何水平处,但极少在咽部以上。有时可位于左肩或左臂,偶尔也可位于右臂、下颌、下颈椎、上胸椎、左肩胛骨间或肩胛骨上区,然而位于左腋下或左胸下者很少。对于疼痛或不适感分布的范围,患者常需用整个手掌或拳头来指示,仅用一手指的指端来指示者极少。

(三)时限

为1～15分钟,多数3～5分钟,偶有达30分钟(中间综合征除外)。疼痛持续仅数秒钟或不适感(多为闷感)持续整天或数天者均不似心绞痛。

(四)诱发因素

以体力劳累为主,其次为情绪激动,再次为寒冷环境、进冷饮及身体其他部位的疼痛。在体力活动后而不是在体力活动的当时发生的不适感,不似心绞痛。体力活动再加情绪激动,则更易诱发,自发性心绞痛可在无任何明显诱因下发生。

(五)硝酸甘油的效应

舌下含用硝酸甘油片如有效,心绞痛应于1～2分钟内缓解(也有需5分钟的,要考虑到患者可能对时间的估计不够准确)。对卧位型的心绞痛,硝酸甘油可能无效。在评定硝酸甘油的效应时,还要注意患者所用的药物是否已经失效或接近失效。

(六)心电图

发作时心电图检查可见以R波为主的导联中ST段压低,T波平坦或倒置(变异型心绞痛者则有关导联ST段抬高),发作过后数分钟内逐渐恢复。心电图无改变的患者可考虑做负荷试验。发作不典型者,诊断要依靠观察硝酸甘油的疗效和发作时心电图的改变;如仍不能确诊,可多次复查心电图、心电图负荷试验或24小时动态心电图连续监测,如心电图出现阳性变化或负荷试验诱致心绞痛发作时亦可确诊。

六、鉴别诊断

(一)X综合征

目前临床上被称为X综合征的有两种情况:一是1973年Kemp所提出的原因未明的心绞痛;二是1988年Keaven所提出的与胰岛素抵抗有关的代谢失常。心绞痛需与Kemp的X综合征相鉴别。X综合征(Kemp)目前被认为是小的冠状动脉舒缩功能障碍所致,以反复发作劳累性心绞痛为主要表现,疼痛亦可在休息时发生,发作时或负荷后心电图可示心肌缺血表现、核素心肌灌注可示灌注缺损、超声心动图可示节段性室壁运动异常。但本病多见于女性,冠心病的易患因素不明显,疼痛症状不甚典型,冠状动脉造影阴性,左心室无肥厚表现,麦角新碱试验阴性,治疗反应不稳定而预后良好则与冠心病心绞痛不同。

(二)心脏神经官能症

多发于青年或更年期的女性患者,心前区刺痛或经常性胸闷,与体力活动无关,常伴心悸及叹息样呼吸、手足麻木等。过度换气或自主神经功能紊乱时可有T波低平或倒置,但心电图普萘洛尔试验或氯化钾试验时T波多能恢复正常。

(三)急性心肌梗死

本病疼痛部位与心绞痛相仿,但程度更剧烈,持续时间多在半小时以上,硝酸甘油不能缓解。常伴有休克、心律失常及心力衰竭;心电图面向梗死部位的导联ST段抬高,常有异常Q波;血清心肌酶增高。

(四)其他心血管病

如主动脉夹层形成、主动脉窦瘤破裂、主动脉瓣病变、肥厚型心肌病、急性心包炎等。

(五)颈胸疾患

如颈椎病、胸椎病、肋软骨炎、肩关节周围炎、胸肌劳损、肋间神经痛、带状疱疹等。

(六)消化系统疾病

如食管裂孔疝、贲门痉挛、胃及十二指肠溃疡、急性胰腺炎、急性胆囊炎及胆石症等。

七、治疗

预防主要是防止动脉粥样硬化的发生和发展。治疗原则是改善冠状动脉的供血和减轻心肌的耗氧,同时治疗动脉粥样硬化。

(一)发作时的治疗

1.休息

发作时立刻休息,一般患者在停止活动后症状即可消除。

2.药物治疗

较重的发作,可使用作用快的硝酸酯制剂。这类药物除扩张冠状动脉、降低其阻力、增加其血流量外,还通过对周围血管的扩张作用,减少静脉回心血量,降低心室容量、心腔内压、心排血量和血压,减低心脏前后负荷和心肌的需氧,从而缓解心绞痛。

（1）硝酸甘油：可用 0.3～0.6 mg 片剂，置于舌下含化，使其迅速为唾液所溶解而吸收，1～2 分钟即开始起作用，约半小时后作用消失，对约 92% 的患者有效，其中 76% 在 3 分钟内见效。延迟见效或完全无效时提示患者并非患冠心病或患严重的冠心病，也可能所含的药物已失效或未溶解，如属后者可嘱患者轻轻嚼碎之继续含化。长期反复应用可由于产生耐药性而效力减低，停用 10 天以上，可恢复有效性。近年还有喷雾剂和胶囊制剂，能达到更迅速起效的目的。不良反应有头昏、头胀痛、头部跳动感、面红、心悸等，偶尔有血压下降，因此第一次用药时，患者宜取平卧位，必要时吸氧。

（2）硝酸异山梨酯（消心痛）：可用 5～10 mg，舌下含化，2～5 分钟见效，作用维持 2～3 小时。或用喷雾剂喷到口腔两侧黏膜上，每次 1.25 mg，1 分钟见效。

（3）亚硝酸异戊酯：为极易气化的液体，盛于小安瓿内，每安瓿 0.2 mL，用时以小手帕包裹敲碎，立即盖于鼻部吸入。作用快而短，在 10～15 秒内开始，几分钟即消失。本药作用与硝酸甘油相同，其降低血压的作用更明显，有引起晕厥的可能，目前多数学者不推荐使用。同类制剂还有亚硝酸辛酯。

在应用上述药物的同时，可考虑用镇静药。

（二）缓解期的治疗

宜尽量避免各种确知足以诱致发作的因素。调节饮食，特别是一次进食不应过饱，禁绝烟酒。调整日常生活与工作量；减轻精神负担；保持适当的体力活动，但以不致发生疼痛症状为度；有血脂质异常者积极调整血脂；一般不需卧床休息。在初次发作（初发型）或发作增多、加重（恶化型）或卧位型、变异型、中间综合征、梗死后心绞痛等，疑为心肌梗死前奏的患者，应予休息一段时间。

使用作用持久的抗心绞痛药物，应防止心绞痛发作，可单独选用、交替应用或联合应用下列作用持久的药物。

1.硝酸酯制剂

（1）硝酸异山梨酯：口服后半小时起作用，持续 3～5 小时，常用量为每 4～6 小时 10～20 mg，初服时常有头痛反应，可将单剂改为 5 mg，以后逐渐加量。单硝酸异山梨酯（异乐定）：口服后吸收完全，解离缓慢，药效达 8 小时，常用量为每 8～12 小时 20～40 mg。近年倾向于应用缓释制剂减少服药次数，硝酸异山梨酯的缓释制剂 1 次口服作用持续 8 小时，每 8 小时可用 20～60 mg；单硝酸异山梨酯的缓释制剂用量为 50 mg，每天 1～2 次。

（2）长效硝酸甘油制剂：①硝酸甘油缓释制剂，口服后使硝酸甘油部分药物得以逃逸肝脏代谢，进入体循环而发挥其药理作用。一般服后半小时起作用，时间可长达 8～12 小时,常用剂量为2.5 mg,每天 2 次。②硝酸甘油软膏和贴片制剂,前者为 2% 软膏,均匀涂于皮肤上,每次直径2～5厘米,涂药 60～90 分钟起作用,维持 4～6 小时;后者每贴含药 20 mg,贴于皮肤上后 1 小时起作用,维持12～24 小时。胸前或上臂皮肤为最合适于涂或贴药的部位。

患青光眼、颅内压增高、低血压或休克者不宜选用本类药物。

2.β 肾上腺素能受体阻滞剂(β 受体阻滞剂)

β 受体有 $β_1$ 和 $β_2$ 两个亚型。心肌组织中 $β_1$ 受体占主导地位而支气管和血管平滑肌中以 $β_2$ 受体为主。所有 β 受体阻滞剂对两型 β 受体都能抑制,但对心脏有些制剂有选择性作用。它们具有阻断拟交感胺类对心率和心收缩力受体的刺激作用,减慢心率,降低血压,减低心肌收缩力和氧耗量,从而缓解心绞痛的发作。此外,还减低运动时血流动力的反应,使在同一运动量水平上心肌耗氧量减少;使不缺血的心肌区小动脉(阻力血管)缩小,从而使更多的血液通过极度扩张的侧支循环(输送血管)流入缺血区。国外学者建议用量要大。不良反应有心室射血时间延长和心脏容积增加,这虽可能使心肌缺血加重或引起心力衰竭,但其使心肌耗氧量减少的作用远超过其不良反应。常用制剂有以下几种。

(1)普萘洛尔(心得安):每天 3～4 次,开始时每次 10 mg,逐步增加剂量,达每天80～200 mg;其缓释制剂用 160 mg,每天 1 次。

(2)氧烯洛尔(心得平):每天 3～4 次,每次 20～40 mg。

(3)阿普洛尔(心得舒):每天 2～3 次,每次 25～50 mg。

(4)吲哚洛尔(心得静):每天 3～4 次,每次 5 mg,逐步增至 60 mg/d。

(5)索他洛尔(心得怡):每天 2～3 次,每次 20 mg,逐步增至 200 mg/d。

(6)美托洛尔(美多心安):每天 2 次,每次 25～100 mg;其缓释制剂用 200 mg,每天 1 次。

(7)阿替洛尔(氨酰心安):每天 2 次,每次 12.5～75 mg。

(8)醋丁洛尔(醋丁酰心安):每天 200～400 mg,分 2～3 次服。

(9)纳多洛尔(康加多尔):每天 1 次,每次 40～80 mg。

(10)噻吗洛尔(噻吗心安):每天 2 次,每次 5～15 mg。

本类药物有引起心动过缓、降低血压、抑制心肌收缩力、引起支气管痉挛等作用,长期应用有些可以引起血脂增高,故选用药物时和用药过程中要加以注意和观察。新的一代制剂中赛利洛尔具有心脏选择性 $β_1$ 受体阻滞作用,同时部分激动 $β_2$ 受体。其减缓心率的作用较轻,甚至可使夜间心率增快;有轻度兴奋心脏的作用;有轻度扩张支气管平滑肌的作用;使血胆固醇、低密度脂蛋白和三酰甘油降低而高密度脂蛋白胆固醇增高;使纤维蛋白降低而纤维蛋白原增高;长期应用对血糖无影响,因而更适用于老年冠心病患者。剂量为 200～400 mg,每天1次。我国患者对受体阻滞剂的耐受性较差宜用低剂量。

β受体阻滞剂可与硝酸酯合用,但要注意:①β受体阻滞剂可与硝酸酯有协同作用,因而剂量应偏小,开始剂量尤其要注意减小,以免引起直立性低血压等不良反应;②停用β受体阻滞剂时应逐步减量,如突然停用有诱发心肌梗死的可能;③心功能不全、支气管哮喘以及心动过缓者不宜用。由于其有减慢心律的不良反应,因而限制了剂量的加大。

3.钙通道阻滞剂

此类药物抑制钙离子进入细胞内,也抑制心肌细胞兴奋,收缩耦联中钙离子的利用。因而抑制心肌收缩,减少心肌耗氧;扩张冠状动脉,解除冠状动脉痉挛,改善心内膜下心肌的血供;扩张周围血管,降低动脉压,减轻心脏负荷;还降低血液黏度,抗血小板聚集,改善心肌的微循环。常用制剂有以下几种。

(1)苯烷胺衍生物:最常用的是维拉帕米(异搏定)80～120 mg,每天3次;其缓释制剂 240～480 mg,每天1次。不良反应有头晕、恶心、呕吐、便秘、心动过缓、血压下降等。

(2)二氢吡啶衍生物:①硝苯地平(心痛定),10～20 mg,每4～8 小时1次口服;舌下含用3～5 分钟后起效;其缓释制剂用量为 20～40 mg,每天1～2次。②氨氯地平(络活喜),5～10 mg,每天1次。③尼卡地平:10～30 mg,每天3～4次。④尼索地平:10～20 mg,每天2～3次。⑤非洛地平(波依定),5～20 mg,每天1次。⑥伊拉地平:2.5～10 mg,每12 小时1次。

本类药物的不良反应有头痛、头晕、乏力、面部潮红、血压下降、心率增快、下肢水肿等,也可有胃肠道反应。

(3)苯噻氮唑衍生物:最常用的是地尔硫草(恬尔心、合心爽),30～90 mg,每天3次,其缓释制剂用量为 45～90 mg,每天2次。

不良反应有头痛、头晕、皮肤潮红、下肢水肿、心率减慢、血压下降、胃肠道不适等。

以钙通道阻滞剂治疗变异型心绞痛的疗效最好。本类药可与硝酸酯同服,其中二氢吡啶衍生物类如硝苯地平尚可与β受体阻滞剂同服,但维拉帕米和地尔硫草与β受体阻滞剂合用时则有过度抑制心脏的危险。停用本类药时也宜逐渐减量然后停服,以免发生冠状动脉痉挛。

4.冠状动脉扩张剂

冠状动脉扩张剂为能扩张冠状动脉的血管扩张剂,从理论上能增加冠状动脉的血流,改善心肌的血供,缓解心绞痛。但由于冠心病时冠状动脉病变情况复杂,有些血管扩张剂如双嘧达莫,可能扩张无病变或轻度病变的动脉较扩张重度病变的动脉远为显著,减少侧支循环的血流量,引起所谓"冠状动脉窃血",增加了正常心肌的供血量,使缺血心肌的供血量反而更减少,因而不再用于治疗心绞痛。目前仍用的有以下几种。

(1)吗多明:1～2 mg,每天 2～3 次。不良反应有头痛、面红、胃肠道不适等。

(2)胺碘酮:100～200 mg,每天 3 次,也用于治疗快速性心律失常。不良反应有胃肠道不适、药疹、角膜色素沉着、心动过缓、甲状腺功能障碍等。

(3)乙氧黄酮:30～60 mg,每天 2～3 次。

(4)卡波罗孟:75～150 mg,每天 3 次。

(5)奥昔非君:8～16 mg,每天 3～4 次。

(6)氨茶碱:100～200 mg,每天 3～4 次。

(7)罂粟碱:30～60 mg,每天 3 次。

(三)其他药物和非药物治疗

右旋糖酐 40 或羟乙基淀粉注射液:250～500 mL/d,静脉滴注 14～30 天为 1 个疗程,作用为改善微循环的灌流,可能改善心肌的血流灌注,可用于心绞痛的频繁发作。高压氧治疗增加全身的氧供应,可使顽固的心绞痛得到改善,但疗效不易巩固。体外反搏治疗可能增加冠状动脉的血供,也可考虑应用。兼有早期心力衰竭者,治疗心绞痛的同时宜用快速作用的洋地黄类制剂。鉴于不稳定型心绞痛的病理基础是在原有冠状动脉粥样硬化病变上发生冠状动脉内膜下出血、斑块破裂、血小板或纤维蛋白凝集形成血栓,近年对之采用抗凝血、溶血栓和抗血小板药物治疗,收到较好的效果。

(四)冠状动脉介入性治疗

1.经皮冠状动脉腔内成形术(PTCA)

为用带球囊的心导管经周围动脉送到冠状动脉,在导引钢丝的引导下进入狭窄部位,向球囊内注入造影剂使之扩张,在有指征的患者中可收到与外科手术治疗同样的效果。过去认为理想的指征有以下几项。

(1)心绞痛病程＜1 年,药物治疗效果不佳,患者失健。

(2)一支冠状动脉病变,且病变在近端、无钙化或痉挛。

(3)有心肌缺血的客观证据。

（4）患者有较好的左心室功能和侧支循环。施行本术如不成功需作紧急主动脉-冠状动脉旁路移植手术。

近年随着技术的改进，经验的累积，手术指征已扩展到：①治疗多支或单支多发病变；②治疗近期完全闭塞的病变，包括发病6小时内的急性心肌梗死；③治疗病情初步稳定2～3周后的不稳定型心绞痛；④治疗主动脉-冠状动脉旁路移植术后血管狭窄。无血供保护的左冠状动脉主干病变为用本手术治疗的禁忌。本手术即时成功率在90％左右，但术后3～6个月内，25％～35％患者可再发生狭窄。

2.冠状动脉内支架安置术(ISI)

以不锈钢、钴合金或钽等金属和高分子聚合物制成的筛网状、含槽的管状和环绕状的支架，通过心导管置入冠状动脉，由于支架自行扩张或借球囊膨胀作用使其扩张，支撑在血管壁上，从而维持血管内血流畅通。

（1）改善PTCA的疗效，降低再狭窄的发生率，尤其适于PTCA扩张效果不理想者。

（2）PTCA术时由于冠状动脉内膜撕脱、血管弹性而回缩、冠状动脉痉挛或血栓形成而出现急性血管闭塞者。

（3）慢性病变冠状动脉近于完全阻塞者。

（4）旁路移植血管段狭窄者。

（5）急性心肌梗死者。术后使用抗血小板治疗预防支架内血栓形成，目前认为新一代的抗血小板制剂——血小板GPⅡb/Ⅲ受体阻滞剂有较好效果，可用阿昔单抗静脉注射，0.25 mg/kg，然后静脉滴注10 μg/kg/h，共12小时；或依替巴肽静脉注射，180 μg/kg，然后静脉滴注每分钟2 μg/kg，共96小时；或替罗非班静脉滴注，每分钟0.4 μg/kg，共30分钟，然后每分钟0.1 μg/kg，滴注48小时。口服制剂有 xemilofiban，5～20 mg，每天2次等。也可口服常用的抗血小板药物如阿司匹林、双嘧达莫、噻氯吡啶或较新的氯吡格雷等。

3.其他介入性治疗

尚有冠状动脉斑块旋切术、冠状动脉斑块旋切吸引术、冠状动脉斑块旋磨术、冠状动脉激光成形术等，这些在PTCA的基础上发展的方法，期望使冠状动脉再通更好，使再狭窄的发生率降低。近年还有用冠状动脉内超声、冠状动脉内放射治疗的介入性方法，其结果有待观察。

（五）运动锻炼疗法

谨慎安排进度适宜的运动锻炼有助于促进侧支循环的发展，提高体力活动的耐受量,改善症状。

(六)不稳定型心绞痛的处理

各种不稳定型心绞痛的患者均应住院卧床休息,在密切监护下,进行积极的内科治疗,尽快控制症状和防止发生心肌梗死。需取血测血清心肌酶和观察心电图变化以除外急性心肌梗死,并注意胸痛发作时的 ST 段改变。胸痛时可先含硝酸甘油 0.3～0.6 mg,如反复发作可舌下含硝酸异山梨酯 5～10 mg,每 2 小时 1 次,必要时加大剂量,以收缩压不过于下降为度,症状缓解后改为口服。如无心力衰竭可加用 β 受体阻滞剂和/或钙通道阻滞剂,剂量可偏大些。胸痛严重而频繁或难以控制者,可静脉内滴注硝酸甘油,以 1 mg 溶于 5% 葡萄糖注射液 50～100 mL 中,开始时 10～20 μg/min,需要时逐步增加至 100～200 μg/min;也可用硝酸异山梨酯 10 mg 溶于 5% 葡萄糖注射液 100 mL 中,以 30～100 μg/min 静脉滴注。对发作时 ST 段抬高或有其他证据提示其发作主要由冠状动脉痉挛引起者,宜用钙通道阻滞剂取代 β 受体阻滞剂。鉴于本型患者常有冠状动脉内粥样斑块破裂、血栓形成、血管痉挛以及血小板聚集等病变基础,近年主张用阿司匹林口服和肝素或低分子肝素皮下或静脉内注射以预防血栓形成。情况稳定后行选择性冠状动脉造影,考虑介入或手术治疗。

八、护理评估

(一)病史

询问有无高血压、高脂血症、吸烟、糖尿病、肥胖等危险因素,及劳累、情绪激动、饱食、寒冷、吸烟、心动过速、休克等诱因。

(二)身体状况

身体状况主要评估胸痛的特征,包括诱因、部位、性质、持续时间、缓解方式及心理感受等。典型心绞痛的特征:①发作在劳力等诱因的当时;②疼痛部位在胸骨体上段或中段之后,可波及心前区约手掌大小范围,甚至横贯前胸,界限不很清楚,常放射至左肩臂内侧达无名指和小指,或至颈、咽、下颌部;③疼痛性质为压迫、紧缩性闷痛或烧灼感,偶伴濒死感,迫使患者立即停止原来的活动,直至症状缓解;④疼痛一般持续 3～5 分钟,经休息或舌下含化硝酸甘油,几分钟内缓解,可数日或数周发作 1 次,或每日发作多次;⑤发作时多有紧张或恐惧,发作后有焦虑、多梦。

发作时体检常有心率加快、血压升高、面色苍白、冷汗,部分患者有暂时性心尖部收缩期杂音、舒张期奔马律、交替脉。

(三)实验室及其他检查

1.心电图检查

主要是在 R 波为主的导联上,ST 段压低,T 波平坦或倒置等。

2.心电图负荷试验

通过增加心脏负荷及心肌氧耗量,激发心肌缺血性 ST-T 改变,有助于临床诊断和疗效评定等。常用的方法有:饱餐试验、双倍阶梯运动试验及次极量运动试验(蹬车运动试验、活动平板运动试验)等。

3.动态心电图

可以连续 24 小时记录心电图,观察缺血时的 ST-T 改变,有助于诊断、观察药物治疗效果以及有无心律失常。

4.超声波检查

二维超声显示:左主冠状动脉及分支管腔可能变窄,管壁不规则增厚及回声增强。心绞痛发作时或运动后局部心肌运动幅度减低或无运动及心功能减低。超声多普勒于二尖瓣上取样,可测出舒张早期血液速度减低,舒张末期流速增加,表示舒张早期心肌顺应性减低。

5.X 线检查

冠心病患者在合并有高血压病或心功能不全时,可有心影扩大、主动脉弓屈曲延长;心力衰竭重时,可合并肺充血改变;有陈旧心肌梗死合并室壁瘤时,X 线下可见心室反向搏动(记波摄影)。

6.放射性核素检查

静脉注射[201]铊,心肌缺血区不显像。[201]铊运动试验以运动诱发心肌缺血,可使休息时无异常表现的冠心病患者呈现不显像的缺血区。

7.冠状动脉造影

可发现中动脉粥样硬化引起的狭窄性病变及其确切部位、范围和程度,并能估计狭窄处远端的管腔情况。

九、护理目标

(1)患者主诉疼痛次数减少,程度减轻。

(2)患者能够掌握活动规律并保持最佳活动水平,表现为活动后不出现心律失常和缺氧表现。心率、血压、呼吸维持在预定范围。

(3)患者能够运用有效的应对机制减轻或控制焦虑。

(4)患者能了解本病防治常识,说出所服用药物的名称、用法、作用和不良反应。

(5)无并发症发生。

十、护理措施

(一)一般护理

(1)患者应卧床休息,嘱患者避免突然用力的动作,饭后不宜进行体力活动,防止精神紧张、情绪激动、受寒、饱餐及吸烟酗酒,宜少量多餐,用清淡饮食,不宜进含动物脂肪及高胆固醇的食物。

对有恐惧和焦虑心理的患者,应向患者解释冠心病的性质,只要注意生活保健,坚持治疗,可以防止病情的发展;对情绪不稳者,可适当应用镇静剂。

(2)保持大小便通畅,做好皮肤及口腔的护理。

(二)病情观察与护理

(1)不稳定型心绞痛患者应放监护室予以监护,密切观察病情和心电图变化,观察胸痛持续的时间、次数,并注意观察硝酸盐类等药物的不良反应。发现异常,及时报告医师,并协助相应的处理。

(2)患者心绞痛发作时,嘱其安静卧床休息,做心电图检查观察其 ST-T 的改变,并给予舌下含化硝酸甘油 0.6 mg,吸氧。对有频繁发作的心绞痛或属自发型心绞痛的患者,需提高警惕,用心电监护观察有无发展为心肌梗死。如有上述变化,应及时报告医师。

(三)健康教育

(1)患者及家属讲解有关疾病的病因及诱发因素,防止过度脑力劳动,适当参加体力活动;合理搭配饮食结构;肥胖者需限制饮食,戒烟酒。积极防治高血压、高脂血症和糖尿病。有上述疾病家族史的青年,应早期注意血压及血脂变化,争取早期发现,及时治疗。

(2)心绞痛症状控制后,应坚持服药治疗。避免导致心绞痛发作的诱因。对不经常发作者,需鼓励作适当的体育锻炼如散步、打太极拳等,这样有利于冠状动脉侧支循环的建立。随身携带硝酸甘油片或亚硝酸异戊酯等药物,以备心绞痛发作时自用。

(3)出院时指导患者根据病情调整饮食结构,坚持医师、护士建议的合理化饮食。教会家属正确测量血压、脉搏、体温的方法。教会患者及家属识别与自身有关的诱发因素,如吸烟,情绪激动等。

(4)出院带药,给患者提供有关的书面材料,指导患者正确用药。

(5)教会患者门诊随访知识。

第二节 心 肌 炎

心肌炎常是全身性疾病在心肌上的炎症性表现,由于心肌病变范围大小及病变程度的不同,轻者可无临床症状,严重可致猝死,诊断及时并经适当治疗者可完全治愈,迁延不愈者可形成慢性心肌炎或导致心肌病。

一、病因病机

(一)病因

细菌性白喉杆菌、溶血性链球菌、肺炎双球菌、伤寒杆菌等。病毒如柯萨奇病毒、艾柯病毒、肝炎病毒、流行性出血热病毒、流感病毒、腺病毒等,其他如真菌、原虫等均可致心肌炎。但目前以病毒性心肌炎较常见。

致病条件因素:①过度运动可致病毒在心肌内繁殖复制加剧,加重心肌炎症和坏死;②细菌和病毒混合感染时,可能起协同致病作用;③妊娠可以增强病毒在心肌内的繁殖,所谓围生期心肌病可能是病毒感染所致;④营养不良、高热寒冷、缺氧、过度饮酒等,均可诱发病毒性心肌炎。

(二)发病机制

从动物实验、临床与病毒学、病理观察,发现有以下 2 种机制。

1.病毒直接作用

实验中将病毒注入血循环后可致心肌炎。以在急性期,主要在起病 9 天以内,患者或动物的心肌中可分离出病毒,病毒荧光抗体检查结果阳性,或在电镜检查时发现病毒颗粒。病毒感染心肌细胞后产生溶细胞物质,使细胞溶解。

2.免疫反应

病毒性心肌炎起病 9 天后心肌内已不能再找到病毒,但心肌炎病变仍继续;有些患者病毒感染的其他症状轻微而心肌炎表现颇为严重;还有些患者心肌炎的症状在病毒感染其他症状开始一段时间以后方出现;有些患者的心肌中可能发现抗原抗体复合体。以上都提示免疫机制的存在。

(三)病理改变

病变范围大小不一,可为弥漫性或局限性。随病程发展可为急性或慢性。病变较重者肉眼见心肌非常松弛,呈灰色或黄色,心腔扩大。病变较轻者在大体检查时无发现,仅在显微镜下有所发现而赖以诊断,而病理学检查必须在多个部位切片,方使病变免于遗漏。在显微镜下,心肌纤维之间与血管四周的结缔组织中可发现细胞浸润,以单核细胞为主。心肌细胞可有变性、溶解或坏死。病变如在心包下区则可合并心包炎,成为病毒性心包心肌炎。病变可涉及心肌与间质,也可涉及心脏的起搏与传导系统如窦房结、房室结、房室束和束支,成为心律失常的发病基础。病毒的毒力越强,病变范围越广。在实验性心肌炎中,可见到心肌坏死之后由纤维组织替代。

二、临床表现

取决于病变的广泛程度与部位。重者可致猝死,轻者几无症状。老幼均可发病,但以年轻人较易发病。男多于女。

(一)症状

心肌炎的症状可能出现于原发的症状期或恢复期。如在原发病的症状期出现,其表现可被原发病掩盖。多数患者在发病前有发热、全身酸痛、咽痛、腹泻等症状,反映全身性病毒感染,但也有部分患者原发病症状轻而不显著,须仔细追问方被注意到,而心肌炎症状则比较显著。心肌炎患者常诉胸闷、心前区隐痛、心悸、乏力、恶心、头晕。临床上诊断的心肌炎中,90%左右以心律失常为主诉或首见症状,其中少数患者可由此而发生昏厥或阿-斯综合征。极少数患者起病后发展迅速,出现心力衰竭或心源性休克。

(二)体征

1.心脏扩大

轻者心脏不扩大,一般有暂时性扩大,不久即恢复。心脏扩大显著反映心肌炎广泛而严重。

2.心率改变

心率增速与体温不相称,或心率异常缓慢,均为心肌炎的可疑征象。

3.心音改变

心尖区第一音可减低或分裂。心音可呈胎心样。心包摩擦音的出现反映有心包炎存在。

4.杂音

心尖区可能有收缩期吹风样杂音或舒张期杂音,前者为发热、贫血、心腔扩大所致,后者因左室扩大造成的相对性左房室瓣狭窄。杂音响度都不超过三级。心肌炎好转后即消失。

5.心律失常

极常见,各种心律失常都可出现,以房性与室性期前收缩最常见,其次为房室传导阻滞,此外,心房颤动、病态窦房结综合征均可出现。心律失常是造成猝死的原因之一。

6.心力衰竭

重症弥漫性心肌炎患者可出现急性心力衰竭,属于心肌泵血功能衰竭,左右心同时发生衰竭,引起心排血量过低,故除一般心力衰竭表现外,易合并心源性休克。

三、辅助检查

(一)心电图

心电图异常的阳性率高,且为诊断的重要依据,起病后心电图由正常可突然变为异常,随感染的消退而消失。主要表现有 ST 段下移,T 波低平或倒置。

(二)X 线检查

由于病变范围及病变严重程度不同,放射线检查亦有较大差别,$1/3 \sim 1/2$ 心脏扩大,多为轻中度扩大,明显扩大者多伴有心包积液,心影呈球形或烧瓶状,心搏动减弱,局限性心肌炎或病变较轻者,心界可完全正常。

(三)血液检查

白细胞计数在病毒性心肌炎可正常,偏高或降低,血沉大多正常,亦可稍增快,C 反应蛋白大多正常,GOT、GPT、LDH、CPK 正常或升高,慢性心肌炎多在正常范围。有条件者可做病毒分离或抗体测定。

四、诊断

病毒性心肌炎的诊断必须建立在有心肌炎的证据和病毒感染的证据基础上。胸闷、心悸常可提示心脏波及,心脏扩大、心律失常或心力衰竭为心脏明显受损的表现,心电图上 ST-T 改变与异位心律或传导障碍反映心肌病变的存在。病毒感染的证据有以下各点:①有发热、腹泻或流感症状,发生后不久出现心脏症状或心电图变化;②血清病毒中和抗体测定阳性结果,由于柯萨奇 B 病毒最为常见,通常检测此组病毒的中和抗体,在起病早期和 $2 \sim 4$ 周各取血标本 1 次,如 2 次抗体效价示 4 倍上升或其中 1 次 $\geqslant 1:640$,可作为近期感染该病毒的依据;③咽、肛拭病毒分离,如阳性有辅助意义,有些正常人也可阳性,其意义须与阳性中和抗体测定结果相结合;④用聚合酶链反应法从粪便、血清或心肌组织中检出病毒 RNA;⑤心肌活检,从取得的活组织做病毒检测,病毒学检查对心肌炎的诊断有帮助。

五、治疗

应卧床休息,以减轻组织损伤,病变加速恢复。伴有心律失常,应卧床休息

2～4 周,然后逐渐增加活动量,严重心肌炎伴有心脏扩大者,应休息 6 个月至 1 年,直到临床症状完全消失,心脏大小恢复正常。应用免疫抑制剂,激素的应用尚有争论,但重症心肌炎伴有房室传导阻滞、心源性休克心功能不全者均可应用激素。常用泼尼松 40～60 mg/d,病情好转后逐渐减量,6 周为 1 个疗程。必要时亦可用氢化可的松或地塞米松,静脉给药。心力衰竭者可用强心、利尿、血管扩张剂。心律失常者同一般心律失常的治疗。

六、病情观察

(1)定时测量体温、脉搏,其体温与脉率增速不成正比。

(2)密切观察患者呼吸频率、节律的变化,及早发现是否心功能不全。

(3)定时测量血压,观察记录尿量,以及早判断有无心源性休克的发生。

(4)密切观察心率与心律,及早发现有无心律失常,如室性期前收缩、不同程度的房室传导阻滞等,严重者可出现急性心力衰竭、心律失常等。

七、对症护理

(一)心悸、胸闷

保证患者休息,急性期卧床。按医嘱及时使用改善心肌营养与代谢的药物。

(二)心律失常

当急性病毒性心肌炎患者引起四度房室传导阻滞或窦房结病变引起窦房传导阻滞、窦房停搏而致阿-斯综合征者,应就地进行心肺复苏,并积极配合医师进行药物治疗或紧急做临时心脏起搏处理。

(三)心力衰竭

按心力衰竭常规护理。

八、护理措施

(1)遵医嘱给予氧气吸入,给予药物治疗。注意心肌炎时心肌细胞对洋地黄的耐受性较差,应用洋地黄时应特别注意其毒性反应。

(2)休息与活动:反复向患者解释急性期卧床休息可减轻心脏负荷,减少心肌耗氧量,有利于心功能的恢复,防止病情恶化或转为慢性病程。患者常需卧床 2～3 周,待症状、体征和实验室检查恢复后,方可逐渐增加活动量。

(3)心理护理:告诉患者体力恢复需要一段时间,不要急于求成。当活动耐力有所增加时,应及时给予鼓励。对不愿意活动或害怕活动的患者,应给予心理疏导,督促患者完成范围内的活动量。

(4)病情观察:急性期严密监测患者的体温、心率、心律、血压的变化,发现心率突然变慢、血压偏低、频发期前收缩、房室传导阻滞及时报告。观察患者有无脉速、易疲劳、呼吸困难、烦躁及肺水肿的表现。

（5）活动中监测：病情稳定后，与患者及家属一起制订并实施每日活动计划，严密监测活动时心率、心律、血压变化，若活动后出现胸闷、心悸、呼吸困难、心律失常等，应停止活动，以此作为限制最大活动量的指征。

九、健康教育

（1）讲解充分休息的必要性及心肌营养药物的作用。指导患者进食高蛋白、高维生素、易消化饮食，尤其是补充富含维生素 C 的食物如新鲜蔬菜、水果，以促进心肌代谢与修复，戒烟酒。

（2）告诉患者经积极治疗后多数可以痊愈，少数可留有心律失常后遗症，极少数患者在急性期因严重心律失常、急性心力衰竭和心源性休克而死亡，有部分患者演变成慢性心肌炎。

（3）积极预防感冒，避免受凉及接触传染源，恢复期每日有一定时间的户外活动，以适应环境，增强体质。

（4）积极治疗和消除细菌感染灶，如慢性扁桃体炎、慢性鼻窦炎、中耳炎等。

（5）遵医嘱按时服药，定期复查。

（6）教会患者及家属测脉搏、节律，发现异常或有胸闷、心悸等不适应及时复诊。

肾内科常见病护理

第一节　急性肾小球肾炎

急性肾小球肾炎（acute glomerulonephritis，AGN）简称急性肾炎，是一组起病急，以血尿、蛋白尿、水肿和高血压为特征的肾脏疾病，可伴有一过性肾损害。本病多见于链球菌感染后。

一、临床表现

急性肾小球肾炎在链球菌感染后常有1～3周的潜伏期，起病急，临床表现的严重程度不一，伴有血尿、蛋白尿，可有管型尿（红细胞管型、颗粒管型等），常有高血压及水、钠潴留症状，有时有短暂的氮质血症，患者常有疲乏、厌食、恶心、呕吐、嗜睡、头晕、视物模糊及腰部钝痛等全身表现。轻者可仅有镜下血尿及血清补体 C_3 异常；重者不仅有急性肾炎综合征的表现，并常可并发急性肾衰竭、急性心力衰竭和高血压脑病等。急性肾小球肾炎大多预后良好，常可在数月内临床自愈（表6-1）。

表 6-1　急性肾小球肾炎典型表现

临床表现	特点
尿异常	血尿、蛋白尿、尿量减少
水肿	晨起眼睑、颜面部水肿，呈特殊的肾炎面容
尿异常	血尿、蛋白尿、尿量减少
高血压	多为轻度或中度高血压，少数患者可出现严重高血压脑病
少尿	尿量少于 500 mL/d
肾功能损伤	常有一过性氮质血症，少数预后不佳
严重的并发症	心力衰竭、高血压脑病、急性肾衰竭

（一）尿异常

1.血尿

血尿常为起病的首发症状，患者几乎均有血尿，为肾小球源性，约40％呈肉眼血尿，数天至一两周转为镜下血尿。镜下血尿持续时间较长，常3～6个月或更久。

2.蛋白尿

几乎全部患者尿蛋白阳性，多为轻中度，少数患者尿蛋白可超过3.5 g/d，达到肾病综合征水平。蛋白尿多在几周内消失，很少延至半年以上。

3.尿量减少

多数患者起病时尿量减少，常降至400～700 mL/d，1～2周后逐渐增多，发展至少尿、无尿者不多见。

（二）水肿

70％～90％的患者发生水肿，常表现为晨起眼睑、颜面部的水肿，呈特殊的肾炎面容。水肿多为轻中度，少数患者可在数天内转为重度水肿。

（三）高血压

高血压见于80％左右的患者，多为轻度或中度高血压，常于利尿消肿后恢复正常。高血压的原因也主要与水、钠潴留，血容量扩张有关。少数患者可出现严重高血压，甚至高血压脑病，持续高血压亦可加重肾功能损害，应予以及早治疗。

（四）少尿

大部分患者起病时尿量少于500 mL/d。可有少尿引起氮质血症，2周后尿量渐增，肾功能恢复。

（五）肾功能损伤

肾功能损伤患者常有一过性氮质血症，血肌酐及尿素氮轻度升高，常于1～2周后，随尿量增加而恢复到正常水平。少数老年患者虽经利尿后肾功能仍不能恢复，预后不佳。

（六）重症患者在急性期可发生较严重的并发症

1.心力衰竭

心力衰竭以老年患者多见。多在起病后1～2周内发生，主要与水、钠潴留引起的血容量增加有关。

2.高血压脑病

高血压脑病常发生于急性肾炎起病后1～2周内，表现为剧烈头痛、频繁呕吐、视物模糊、嗜睡,严重者出现惊厥及昏迷。

3.急性肾衰竭

急性肾衰竭主要与肾小球滤过率下降、尿量减少有关,表现为少尿或无尿,血尿素氮,肌酐升高及水、电解质、酸碱平衡的紊乱等。

二、辅助检查

(一)尿液检查

尿液检查可见血尿,为变形红细胞尿。95%以上的患者伴有蛋白尿,多为轻中度蛋白尿,尿蛋白量少于 3 g/d,少数患者尿蛋白可超过 3.5 g/d。尿沉渣中可见红细胞管型、透明管型和颗粒管型,偶可见白细胞管型,还可见上皮细胞和白细胞。尿纤维蛋白降解产物常增高。

(二)血液检查

因血容量扩大,血液稀释,红细胞计数及血红蛋白可稍低,血清蛋白也可轻度下降,少尿者常有高钾血症。血沉常增快,为 $30\sim60$ mm/h(魏氏法)。在疾病最初的 2 周内,补体 C_3 水平降低,8 周内逐渐恢复正常,是急性肾小球肾炎的重要特征。70%~80%的患者血清抗链球菌溶血素"O"滴度增高。

(三)双肾 B 超检查

肾皮质回声增强,外形轮廓可无改变,肾体积稍有增大。

(四)肾穿活检

典型病例一般不需肾活检,但当有急进性肾炎的可能时,或起病后 2~3 个月仍有高血压、持续性低补体血症或伴有肾功能损害者,应进行活检,以便明确诊断和治疗。光镜下大多数呈急性增殖性、弥漫性病变,肾小球内皮细胞增生、肿胀,系膜细胞增生,致使毛细血管腔狭窄,甚至闭塞。肾小球系膜、毛细血管及囊腔均有明显的中性粒细胞及单核细胞浸润,严重时毛细血管内发生凝血现象。电镜下可见到肾小球基膜的上皮细胞有驼峰状沉积物,有时也见到微小的内皮下沉积物。免疫荧光镜检:沉积物内含免疫球蛋白,主要是 IgG 和 C_3。亦有少数呈肾小球系膜细胞及基质增生。

三、治疗

(一)治疗原则

急性肾小球肾炎为自限性疾病,基本上是对症治疗。密切观察病情,出现异常及时报告医师。治疗以对症治疗、卧床休息为主,积极控制感染和预防并发症,急性肾衰竭患者予短期透析。

治疗的重点包括:注意休息,预防和治疗水、钠潴留,控制循环血量,遵医嘱利尿、降血压,从而减轻症状(水肿、高血压)。预防肾衰竭等致死性并发症,如心力衰竭、高血压脑病、急性肾衰竭以及防治各种加重肾脏病变的因素,如抗感染治疗。少尿性急性肾衰竭及严重水、钠潴留引起左心衰竭者应透析治疗。

(二)药物治疗

1.利尿剂的应用

利尿剂可增加尿钠排出,减少体内水、钠潴留,减轻水肿。常用噻嗪类利尿和保钾利尿剂合用,氢氯噻嗪 25 mg,氨苯蝶啶 50 mg,均每天 3 次,两者合用可提高利尿效果,并减少低钾血症的发生;袢利尿剂常用呋塞米,每天 20～120 mg,口服或静脉注射。

2.无肾毒性抗生素

青霉素、头孢菌素。

3.降压药

首选对肾脏保护作用的降压药,常用血管紧张素转换酶抑制剂(ACEI,如卡托普利、贝那普利)和血管紧张素Ⅱ受体阻滞剂(ARB,如氯沙坦),两药降压同时,还可减轻肾小球高滤过、高灌注、高压力状态。

四、护理评估

(一)一般评估

1.生命体征(T、P、R、Bp)

感染未控制时有发热;水、钠潴留致血容量增加可有血压升高、心率、呼吸加快。

2.患者主诉

发病前有无上呼吸道感染或皮肤感染;有无尿量减少、肉眼血尿;水肿发生的部位,有无腹胀等。

3.相关记录

身高、体重、饮食、睡眠及排便情况等。

(二)身体评估

1.视诊

皮肤是否完好,有无感染病灶;水肿的部位及程度等。

2.触诊

(1)测量腹围:观察有无腹水征象。

(2)观察颜面及全身水肿情况:根据每天水肿的部位记录情况与患者尿量情

况作动态的综合分析,判断水肿是否减轻,治疗是否有效。

3.叩诊

腹部有无移动性浊音、有无胸腔积液,心界有无扩大。

4.听诊

两肺有无湿啰音和哮鸣音。

(三)心理-社会评估

了解患者对疾病的认识程度,有无因疾病而导致的焦虑、恐惧等不良情绪。评估患者家庭及社会的支持情况。

(四)辅助检查结果评估

1.ASO 测定

ASO 滴度高低与链球菌感染有关,滴度明显升高说明近期有链球菌感染,但早期用青霉素后,滴度可不高。

2.补体测定

血清补体的动态变化是急性链球菌感染后急性肾炎的重要特征,发病初期补体 C_3 明显下降,8 周内渐恢复正常。

(五)主要用药的评估

(1)利尿剂治疗时尤其注意有无电解质紊乱,有无出现嗜睡、精神萎靡,呕吐、厌食、心音低钝、肌张力低或惊厥等症状。

(2)抗生素应用注意有无肾毒性。

五、护理诊断

(1)体液过多:与肾小球滤过率下降导致水、钠潴留有关。

(2)有皮肤完整性受损的危险:与皮肤水肿有关。

(六)护理效果评估

(1)患者肉眼血尿消失,血压恢复正常,水肿减轻或消退。

(2)患者有效预防高血压脑病及严重循环充血,活动耐力增加。

(3)患者掌握预防本病的知识。

六、护理措施

(一)休息与活动

(1)急性期患者应绝对卧床休息,症状比较明显者需卧床休息 4~6 周,待水肿消退、肉眼血尿消失、血压恢复正常后,方可逐步增加活动量。待病情稳定后可从事一些轻体力活动,但 1~2 年内应避免重体力活动和劳累。

（2）提供安静舒适的睡眠环境,有助于入睡。

（二）病情观察

观察水肿的部位、特点、程度及消长情况,定期测量胸围、腹围、体重的变化,有利于治疗效果评估及判断有无胸、腹水的出现等,或作为调整输入量和速度、饮水量及利尿剂用量的依据。记录 24 小时出入量,监测尿量变化,监测生命体征,尤其是血压。观察有无心力衰竭、高血压脑病的表现,密切监测实验室检查结果。

（三）饮食护理

急性期应严格限制钠的摄入,以减轻水肿和心脏负担;水肿重且尿少者,应控制入量。一般每天盐的摄入量应低于 3 g。病情好转,水肿消退,血压下降后,可由低盐饮食逐渐转为正常饮食。尿量明显减少者还应注意控制水和钾的摄入。另外,还应根据肾功能调节蛋白质的摄入量,维持 1 g/(kg·d),过多的蛋白摄入会加重肾脏负担,同时注意给予足够的热量和维生素。

（四）皮肤护理

水肿较重的患者要注意衣着柔软、宽松。长期卧床者,应嘱其经常变换体位,防止发生压疮;年老体弱者,可协助其翻身或用软垫支撑受压部位。水肿患者皮肤非常薄,易发生破损而感染,故需协助患者做好全身皮肤的清洁,清洗时避免过分用力而损伤皮肤。同时,密切观察皮肤有无红肿、破损和化脓等情况发生。

（五）预防感染

（1）注意保暖,不要着凉,尽量少去人多的地方,避免上呼吸道感染。

（2）做好会阴部护理,保持清洁,做好个人卫生,防止泌尿系统和皮肤感染。

（3）保持病房环境清洁,定时开门窗通风换气,定期进行空气、地面消毒,尽量减少病区的探访人次。

（六）用药护理

遵医嘱给予利尿剂,常用噻嗪类利尿剂,必要时可用髓袢利尿剂。应注意大剂量呋塞米可能引起听力及肾脏的严重损害,还要注意血钾的丢失。积极稳步地控制血压对于增加肾血流量,改善肾功能,预防心脑合并症非常重要。常用噻嗪类利尿剂,必要时可用钙通道阻滞剂及其他降压药物联合应用。

（七）心理护理

限制儿童的活动可使其产生焦虑、烦躁、抑郁等心理反应,故对儿童及青少年患者应使其充分理解急性期卧床休息及恢复期限制运动的重要性。在患者卧床休息期间,应尽量多关心、巡视患者,及时询问患者的需求并予以解决。多关心、鼓励患者,消除他们的心理负担。由于急性肾小球肾炎为自限性疾病,总的预后良好。及早诊治可防止严重并发症及持续高血压和/或肾病综合征,避免造成肾功能的损害或进行性恶化。给予患者心理安慰、鼓励,帮助患者树立战胜疾病的信心。

(八)中医护理

(1)本病属中医"水肿"的"阳水"范畴,以外感风、寒、湿、热、疮毒等邪为主要病因。风邪内犯于肺,肺失通调,风遏水阻,泛溢肌肤而成肿;久居湿地,冒雨涉水,脾为湿困,失其运化,水湿不运,泛于肌肤而为水肿;湿热久郁,中焦脾胃不能升清降浊,三焦水道不通亦成水肿;疮疡痈毒由皮肤、肌肉内归于肺脾,水道不通,溢于肌肤成肿。中医认为,本病的发生是水肿病证出现水毒潴留的危重阶段。

(2)本病起病较急,多属实证。治疗予以疏风宣肺、健脾利水、解毒化湿,预后良好。

(3)配合中医食疗,利水消肿:鲤鱼 250 g,赤小豆 30 g,加水适量煮汤,或小白菜 500 g,薏苡仁 60 g,煮粥,加入切好洗净的小白菜,煮 2～3 沸,待白菜熟透即成,不可久煮。以上汤粥少放盐或不放盐食用,每日 2 次。可连续服用至愈。

(4)用玉米须、冬瓜皮、鲜白茅根各 50 g,水煎代茶,每日 3～5 次。或鲜车前叶 30～60 g,葱白少许,粳米 50～100 g。将车前叶洗净,切碎,同葱白煮汁后去渣,然后加粳米煮粥。每日服2～3次,5～7 日为 1 个疗程。适用于阳水水肿尿少者。

七、健康教育

(一)预防上呼吸道感染

解释本病与感染的关系,加强个人卫生、注意保暖,预防呼吸道等各种感染。

(二)休息和活动

患病期间加强休息,病情稳定后可从事轻体力活动,痊愈后可参加体育活动,增强体质,1～2 年内应避免重体力活动和劳累。

(三)自我监测

指导患者自我监测血压,观察尿量、血尿、蛋白尿等,定时随访。

(四)预防感染

急性肾小球肾炎的发生常与呼吸道感染或皮肤感染有关,且感染还可增加疾病慢性化的发生率。注意休息和保暖,加强个人卫生,预防上呼吸道和皮肤感染。若患感冒、咽炎、扁桃体炎和皮肤感染等,应及时就医。

(五)急需就诊的指标

嘱患者如果出现下列任何一种情况,请速到医院就诊。

(1)尿量减少、血尿。

(2)面部、下肢水肿。

(3)感冒、发热。

第二节　急进性肾小球肾炎

急进性肾小球肾炎(rapidly progressive glomerulonephritis,RPGN),是一组病情发展急骤,由血尿、蛋白尿迅速发展为少尿或无尿直至急性肾衰竭的急性肾炎综合征。急进性肾小球肾炎包括原发性急进性肾小球肾炎、继发于全身性疾病的急进性肾小球肾炎和在原发性肾小球基础上形成广泛新月体。

临床表现为急性肾炎综合征、肾功能急剧恶化、早期出现少尿或无尿的肾小球疾病,病理表现为新月体性肾小球肾炎。此病进展快速,若无效患者将于几周至几个月(一般不超过半年)进入终末期肾衰竭。急进性肾小球肾炎每年的发病率仅在 7% 以下,在我国绝大多数(91.7%)为 Ⅱ 型,Ⅱ 型以儿童多见。Ⅰ 型虽较少见,但有逐渐增多趋势,常发生于青年男性和老年女性。Ⅲ 型多见于成年人,特别是老年人。

一、临床表现

急进性肾小球肾炎为一少见疾病,约占肾活检病例 2%。好发年龄有青年及中老年两个高峰,如儿童发生 RPGN,多为链球菌感染后肾炎。患者发病前常有上呼吸道感染症状,部分患者有有机溶剂接触史、心肌梗死或肿瘤病史。急进性肾小球肾炎好发于春、夏两季,多数病例发病隐袭,起病急骤,临床表现为急进型肾炎综合征,部分患者呈肾病综合征的表现,如水肿、少尿、血尿、无尿、蛋白尿、高血压等,并迅速进展为尿毒症;发展速度最快数小时,一般数周至数月。患者全身症状严重,如疲乏无力、精神萎靡、体重下降,可伴发热、腹痛、皮疹等。继发于其他全身疾病如系统性红斑狼疮等,可有其原发病的表现。

(1)尿改变:患者尿量显著减少,出现少尿或无尿,部分患者可出现肉眼血尿,常见红细胞管型及少量或中等量蛋白,尿中白细胞也常增多。

（2）严重贫血。

（3）水肿：半数以上病例有水肿，以颜面和双下肢为主，肾病综合征患者可出现重度水肿。

（4）高血压：部分患者可出现高血压，短期内可出现心脑并发症。

（5）肾功能损害：以持续性、进行性肾功能损害为特点，血肌酐、尿素氮进行性增高，Ccr 显著下降，肾小管功能也出现障碍，最终发展为尿毒症。

（6）全身症状：可有疲乏、无力、精神萎靡、体重下降、发热等表现，随着肾功能的恶化，患者可出现恶心、呕吐，甚至上消化道出血、心力衰竭、肺水肿和严重的酸碱失衡及电解质紊乱，感染也是常见的合并症。

二、辅助检查

（一）尿液检查

尿蛋白程度不一，可从少量到肾病综合征的大量蛋白尿。可有肉眼或镜下血尿，常见细胞管型。尿中白细胞也常增多。尿蛋白电泳呈非选择性，尿纤维蛋白原降解产物（FDP）呈阳性。

（二）血液检查

急进性肾小球肾炎患者常出现严重贫血，有时伴白细胞及血小板增高，如与C 反应蛋白（CRP）同时存在，则提示急性炎症。血肌酐、尿素氮持续上升，Ccr 呈进行性下降。Ⅰ型患者血清抗肾小球基底膜抗体阳性；Ⅱ型血循环复合物及冷球蛋白呈阳性，血补体 C_3 降低；Ⅲ型由肾微血管炎引起者，血清抗中性粒细胞抗体（ANCA）呈阳性。

（三）肾脏 B 超检查

急性期 B 超显示双肾增大或大小正常，但皮质与髓质交界不清。晚期双肾体积缩小，肾实质纤维化。

（四）肾穿活检

凡怀疑急进性肾小球肾炎者应尽早行肾活检。

三、治疗

急进性肾小球肾炎为肾内科急重症疾病，应分秒必争，尽早开始正规治疗。

（一）强化治疗

1.甲泼尼龙冲击治疗

每次 0.5～1 g 静脉滴注，每次滴注时间需超过 1 小时，每天或隔天 1 次，3 次为 1 个疗程，间歇 3～7 天后可行下 1 个疗程，共 1～3 个疗程。此治疗适用于

Ⅱ、Ⅲ型急进性肾炎，对抗肾小球基底膜（GBM）抗体致病的Ⅰ型急进性肾炎效果差。

2.强化血浆置换治疗

用离心或膜分离技术分离并弃去患者血浆，用正常人血浆或血浆制品（如清蛋白）置换患者血浆，每天或隔天1次，直至患者血清致病抗体（抗GBM抗体及ANCA）消失，患者病情好转，一般需置换10次以上。适用于各型急进性肾炎，但是主要用于Ⅰ型以及Ⅲ型伴有咯血的患者。

3.双重血浆置换治疗

分离出的患者血浆不弃去，再用血浆成分分离器作进一步分离，将最终分离出的分子量较大的蛋白（包括抗体及免疫复合物）弃去，而将富含清蛋白的血浆与自体血细胞混合回输。

4.免疫吸附治疗

分离出的患者血浆不弃去，而用免疫层析吸附柱（如蛋白A吸附柱）将其中致病抗体及免疫复合物清除，再将血浆与自体血细胞混合回输。双重血浆置换与免疫吸附治疗均能达到血浆置换的相同目的（清除致病抗体及免疫复合物），却避免了利用他人大量血浆的弊端。这两个疗法同样适用于各型急进性肾炎，但也主要用于Ⅰ型及Ⅲ型伴有咯血的患者。在进行上述强化免疫抑制治疗时，尤应注意感染的防治，还应注意患者病房消毒及口腔清洁卫生（如用复方氯己定漱口液及5%碳酸氢钠漱口液交替漱口，预防细菌及真菌感染）。

（二）基础治疗

用常规剂量糖皮质激素（常用泼尼松或泼尼松龙）配伍细胞毒性药物（常用环磷酰胺）作为急进性肾炎的基础治疗，任何强化治疗都应在此基础上进行。

（三）对症治疗

降血压、利尿治疗。但是利尿剂对重症病例疗效甚差，此时可用透析超滤来清除体内水分。

（四）透析治疗

利用透析治疗清除体内蓄积的尿毒症毒素，纠正机体水、电解质及酸碱紊乱，以维持生命，赢得治疗时间。

四、护理评估

护理评估同急性肾炎，但要注意了解起病的时间及病情发展的速度。在用药的评估方面，要注意了解糖皮质激素及细胞毒性药物的用药方法是否正确，有无发生不良反应等。

（1）患者尿量增加，水肿减轻或消退，血压恢复正常。

（2）患者有效预防急性肾衰竭的发生，活动耐力增加。

（3）患者掌握预防本病的知识。

五、护理诊断

（1）潜在并发症：急性肾衰竭。

（2）体液过多：与肾小球滤过率下降、大剂量激素治疗导致水、钠潴留有关。

（3）有感染的危险：与激素、细胞毒性药物的应用和血浆置换、大量蛋白尿致机体抵抗力下降有关。

（4）恐惧：与急进性肾小球肾炎进展快、预后差有关。

（5）知识缺乏：缺乏疾病相关知识。

六、护理措施

（一）休息

急性期要绝对卧床休息，时间较急性肾小球肾炎更长，避免劳累。

（二）病情观察

（1）监测患者的神志、生命体征、特别是心律、心率的变化。

（2）监测肾小球滤过率、Ccr、血尿素氮（BUN）、血肌酐（Scr）水平。若 Ccr 快速下降，BUN、Scr 进行性升高，提示有急性肾衰竭发生，应协助医师及时处理。

（3）监测血电解质及 pH 值的变化，特别是血钾情况，避免高血钾可能导致的心律失常，甚至心脏骤停。

（4）记录 24 小时尿量，定期检测尿常规、肾功能，注意水肿的消长情况。

（5）密切观察是否出现各种感染的征象，如体温升高、咳嗽咳痰、白细胞计数增高等，应予及时处理。

（6）观察有无恶心、呕吐、呼吸困难（如端坐呼吸）等症状的发生，及时进行护理干预。

（三）治疗配合

（1）水肿较严重的患者应着宽松、柔软的棉质衣裤、鞋袜。协助患者做好全身皮肤、黏膜的清洁，指导患者注意保护好水肿的皮肤，如清洗时注意水温适当、勿过分用力；平时避免擦伤、撞伤、跌伤、烫伤。阴囊等部位严重的皮肤水肿可用中药芒硝粉袋或硫酸镁溶液敷于局部。水肿部位皮肤破溃应用无菌敷料覆盖，必要时可使用稀释成 1:5 的碘伏溶液局部湿敷，以预防或治疗破溃处感染，促进创面愈合。

（2）注射时严格无菌操作，采用5～6号针头，保证药物准确及时的输注，注射完拔针后，应延长用无菌干棉球按压穿刺部位的时间，减少药液渗出。

（四）预防和控制感染

严格执行各项无菌技术操作；定时消毒病室环境；控制探视人员；注意个人卫生，避免受凉、感冒。

（五）用药护理

（1）按医嘱严格用药，动态观察药物使用过程中疗效与不良反应。

（2）使用激素者应注意激素需饭后口服，以减少对胃黏膜的刺激；长期用药者要补充维生素D和钙剂，预防骨质疏松；大量冲击治疗时，应对患者实行保护性隔离，防止感染；告知患者不能擅自减量或停药，以免引起反跳现象。

（3）细胞毒性药物环磷酰胺使用时，嘱患者多饮水，以促进药物从尿中排出，并观察其不良反应，有无恶心、呕吐及血尿。

（4）利尿剂治疗时尤其注意有无电解质紊乱，有无出现嗜睡、精神萎靡，呕吐、厌食、心音低钝、肌张力低或惊厥等症状。

（5）治疗后需认真评估有无甲泼尼龙冲击治疗常见的不良反应发生，如继发感染，水、钠潴留，精神异常、可逆性记忆障碍、面红、高血糖、消化道出血或穿孔、严重高血压、充血性心力衰竭等。

（6）实施保护性隔离，预防继发感染。

（六）心理护理

由于病情重，疾病进展快，患者可能出现恐惧、焦虑、烦躁、抑郁等心理。护士应充分理解患者的感受和心理压力，通过教育使患者及家属配合治疗。护士尽量多关心、巡视患者，及时满足患者的合理需要。护士应鼓励患者说出对患病的担忧，给其讲解疾病过程、合理饮食和治疗方案，以消除疑虑，提高治疗信心。及早预防和发现问题并给予心理疏导。

七、健康教育

（1）疾病预防指导：积极预防和控制感染，从病因与治疗方法上对患者进行健康教育，告知患者本病发病常与呼吸道感染有关，应加强个人卫生、注意保暖等预防各种感染，增强患者预防感染的意识。

（2）休息和活动：患病期间加强休息，卧床休息时间应较急性肾小球肾炎更长。病情稳定后可从事轻体力活动，痊愈后可参加体育活动，增强体质，1～2年内应避免重体力活动和劳累。

（3）用药指导：告知严格遵守诊疗计划的重要性，指导患者对激素和细胞毒性药物不良反应的观察,不可擅自更改用药和停止治疗,避免使用肾毒性药物。

（4）自我监测:指导患者如何监测病情变化,告知病情好转后仍需较长时间的随访。

第三节　慢性肾小球肾炎

慢性肾小球肾炎(CGN)简称慢性肾炎,是由多种病因引起、呈现多种病理类型的一组慢性进行性肾小球疾病。患者常呈现不同程度的水肿、高血压、蛋白尿及血尿,肾功能常逐渐恶化直至终末期肾衰竭。慢性肾小球肾炎可发生于任何年龄,但以青中年为主,男性多见。

一、临床表现

慢性肾炎为起病缓慢、病程迁延、临床表现多样、多种病因引起的一组原发性肾小球疾病,不同病理改变有其相应的临床表现。早期患者可有乏力、疲倦、腰部酸痛、食欲差;有的可无明显症状。

（一）基本临床表现

1.蛋白尿

大多数慢性肾炎患者有持续性蛋白尿,尿蛋白量常在每 24 小时 1～3 g。有的也可表现为大量蛋白尿,出现肾病综合征的表现。

2.血尿

大多数慢性肾炎患者尿沉渣可见不同程度的肾小球源性血尿,常伴有管型。

3.高血压

大多数慢性肾炎患者多表现为中度以上的血压增高,呈持续性。

4.水肿

大多数慢性肾炎患者多发生在眼睑、面部或下肢踝部。

（二）慢性肾衰竭临床表现

随着病情的发展可逐渐出现夜尿增多、肾功能减退,最后发展为慢性肾衰竭而出现相应的临床表现。

1.早期表现

慢性肾炎早期常表现为无症状性蛋白尿和/或血尿,有时伴管型,也可伴乏力、腰酸、食欲差和间断轻微水肿等。肾小球和/或肾小管功能正常或轻度受损。

2.急性发作表现

慢性肾炎病程中可因呼吸道感染等原因诱发急性发作，表现为感染后 2～5 天内病情急剧恶化，出现大量蛋白尿和血尿，甚至肉眼血尿，管型增多，水肿、高血压和肾功能损害均加重。适当处理可使病情恢复至原有水平，但部分患者由此进入尿毒症阶段。

二、辅助检查

(一)尿液检查

多数尿蛋白(＋)～(＋＋＋)，尿蛋白定量为每 24 小时 1～3 g。镜下可见多型红细胞，可有红细胞管型。

(二)血液检查

早期血常规检查多正常或轻度贫血，晚期红细胞计数和血红蛋白计数明显下降。晚期血肌酐和血尿素氮增高，Ccr 明显下降。

(三)肾 B 超检查

晚期双肾缩小，肾皮质变薄。

三、治疗

慢性肾炎的治疗重点应放在保护残存肾功能，延缓肾损害进展上。

(一)一般治疗

1.饮食

低盐(每天食盐＜3 g)；出现肾功能不全时应限制蛋白质摄入量。

2.休息

肾功能正常的轻症患者可适当参加工作，重症及肾功能不全患者应休息。

(二)对症治疗

1.利尿

轻者合用噻嗪类利尿剂及保钾利尿剂，重者用袢利尿剂。

2.降血压

应将血压严格控制至 17.3/10.7 kPa(130/80 mmHg)，能耐受者还能更低，这对尿蛋白＞1 g/d 者尤为重要。但是，对于老年患者或合并慢性脑卒中的患者，应该个体化地制订降压目标，常只宜降至 18.7/12.0 kPa(140/90 mmHg)。慢性肾炎高血压于治疗之初就常用降压药物联合治疗，往往选用血管紧张素转换酶抑制剂或血管紧张素 AT_1 受体阻滞剂，与二氢吡啶、钙通道阻滞剂和/或利尿药联合治疗,无效时再联合其他降压药物。血清肌酐>265 μmol/L(3 mg/dL)不是禁用血管紧张素转换酶抑制剂或血管紧张素 AT_1 受体阻滞剂的指征,但是必须注意警惕高钾血症发生。

3.延缓肾损害进展的措施

严格控制高血压就是延缓肾损害进展的重要措施,除此而外,还可采用如下治疗。

(1)血管紧张素转换酶抑制剂(ACEI)或血管紧张素 AT_1 受体阻滞剂(ARB):无高血压时亦可服用,能减少尿蛋白及延缓肾损害进展,宜长期服药。

(2)调血脂药物:以血浆胆固醇增高为主者,应服用羟甲基戊二酰辅酶 A 还原酶抑制剂(他汀类药);以血清三酰甘油增高为主者,应服用纤维酸类衍生物(贝特类药)治疗。

(3)抗血小板药物:常口服双嘧达莫 300 mg/d,或服阿司匹林 100 mg/d。若无不良反应此两类药可长期服用,但是肾功能不全、血小板功能受损时要慎用。

(4)降低血尿酸药物:肾功能不全致肾小球滤过率<30 mL/min 时,增加尿酸排泄的药物已不宜使用,只能应用抑制尿酸合成药物(如别嘌呤醇及非布司他),并需根据肾功能情况酌情调节用药剂量。除上述药物治疗外,避免一切可能加重肾损害的因素也极为重要,例如不用肾毒性药物(包括西药及中药)、预防感染(一旦发生,应及时选用无肾毒性的抗感染药物治疗)、避免劳累及妊娠等。

4.糖皮质激素及细胞毒性药物

一般不用糖皮质激素及细胞毒性药物,至于尿蛋白较多、肾脏病理显示活动病变(如肾小球细胞增生、小细胞新月体形成及肾间质炎症细胞浸润等)的患者,是否可以酌情考虑应用,需要个体化的慎重决定。慢性肾炎如已进展至慢性肾功能不全,则应按慢性肾功能不全非透析疗法处理;如已进入终末期肾衰竭,则应进行肾脏替代治疗(透析或肾移植)。

四、护理评估

(一)一般评估

1.生命体征(T、P、R、Bp)

大部分患者可有不同程度的高血压。

2.患者主诉

有无尿量减少、泡沫尿、血尿;水肿的发生时间、部位、特点、程度、消长情况;血压是否升高,有无头晕头痛;有无气促、胸闷、腹胀等腹腔、胸腔、心包积液的表现;有无发热、咳嗽、皮肤感染、尿路刺激征等。

3.相关记录

身高、体重、饮食、睡眠及排便情况等。

(二)身体评估

1.视诊

面部颜色(贫血);有无水肿(肾炎性水肿多从颜面部开始,肾病性水肿多从下肢开始);皮肤黏膜有无破损;腹部有无膨隆或蛙状腹。

2.触诊

(1)测量腹围:观察有无腹水征象。

(2)颜面、下肢水肿的情况:根据每天水肿的部位记录情况与患者尿量情况作动态的综合分析,判断水肿是否减轻,治疗是否有效。

3.叩诊

肾区有无叩击痛;腹部有无移动性杂音;肺下界移动范围有无变小;心界有无扩大。

4.听诊

两肺有无湿啰音和哮鸣音。

(三)心理-社会评估

了解患者的心理反应状况及社会支持情况,如医疗费用来源是否充足、家庭成员的关心程度等。

(四)辅助检查结果评估

1.尿液检查

有无血尿、蛋白尿,各种管型尿。

2.血液检查

注意有无红细胞和血红蛋白的异常;Scr 和 BUN 升高和 Ccr 下降的程度。

3.B 超检查

双侧肾脏是否为对称性缩小、皮质变薄。

4.肾活组织检查

可根据肾小球病变的病理类型,了解治疗效果及预后。

(五)主要用药的评估

1.利尿剂

尤其注意有无电解质紊乱,有无出现嗜睡、精神萎靡、呕吐、厌食、心音低钝、肌张力低或惊厥等症状。

2.降压药

理想的血压控制水平视蛋白尿程度而定,尿蛋白>1 g/d者,血压最好控制在 16.7/10.0 kPa(125/75 mmHg)以下;尿蛋白<1 g/d者,血压最好控制在 17.3/10.7 kPa(130/80 mmHg)以下。

3.血小板解聚药

注意有无皮肤黏膜出血情况、血尿等出血征象。

(六)护理效果评估

(1)患者血压控制在良好状态。

(2)患者水肿减轻或消退。

(3)患者皮肤无损伤或感染。

(4)患者认识到饮食治疗的重要性,遵守饮食计划。

五、护理诊断

(1)体液过多:与肾小球滤过功能下降致水、钠潴留有关。

(2)焦虑:与疾病反复发作、预后不良有关。

(3)营养失调,低于机体需要量:与限制蛋白饮食、患者食欲缺乏、低蛋白血症有关。

(4)潜在并发症:慢性肾衰竭。

(5)知识缺乏:缺乏慢性肾小球肾炎相关知识。

六、护理措施

(一)一般护理

1.休息与活动

嘱咐患者加强休息,以延缓肾功能减退。

2.饮食护理

予优质低蛋白、低磷、高热量饮食,每天蛋白质摄入量控制在 0.6～0.8 g/kg,其中 60% 以上为动物蛋白质;少尿者应限制水的摄入,每天入量约为前 1 天24 小时的尿量加上 500 mL;明显水肿、高血压者予低盐饮食。

3.皮肤护理

水肿较重的患者要注意衣着柔软、宽松。长期卧床者,应嘱其经常变换体位,防止发生压疮;年老体弱者,可协助其翻身或用软垫支撑受压部位。水肿患者皮肤非常薄,易发生破损而感染,故需协助患者做好全身皮肤的清洁,清洗时避免过分用力而损伤皮肤。同时,密切观察皮肤有无红肿、破损化脓等情况发生。

4.预防感染

注意保暖,不要着凉,尽量少去人多的地方,避免上呼吸道感染。注意个人卫生,做好会阴部护理,保持清洁,防止泌尿系和皮肤感染。保持病房环境清洁,定时开门窗通风换气,定期进行空气地面消毒,尽量减少病区的探访人次。

5.病情观察

监测患者营养状况,包括观察并记录进食情况,如每天摄取的食物总量、品种,评估膳食中营养成分结构是否合适,总热量是否足够,观察口唇、指甲和皮肤色泽有无苍白;定期监测体重和上臂肌围,有无体重减轻、上臂环围缩小;检测血红蛋白浓度和血清蛋白浓度是否降低,应注意体重指标不适合水肿患者的营养评估。慢性患者的水肿一般不重,但少数患者可出现肾病综合征的表现,注意观察患者的尿量,水肿程度有无加重,或有无胸腔、腹水。密切观察血压的变化,血压突然升高或持续高血压可加重肾功能的恶化。监测肾功能,如 Ccr、血肌酐。监测血尿素氮,定期检查尿常规,监测水、电解质、酸碱平衡有无异常。

6.治疗配合

(1)饮食治疗:慢性肾炎患者肾功能减退时应予以优质蛋白饮食,$0.6\sim0.8\ g/(kg\cdot d)$,每天限制在 $30\sim40\ g$,其中 50% 以上为优质蛋白,以减轻肾小球毛细血管高灌注、高压力和高滤过状态。低蛋白饮食时,应适当增加糖类的摄入,以满足机体生理代谢所需要的热量,避免因热量供给不足加重负氮平衡。控制磷的摄入,同时注意补充多种维生素及锌元素,因为锌有刺激食欲的作用。有明显水肿和高血压时需低盐饮食。

(2)积极控制高血压:近年来通过研究结果证实,ACEI 作为一线降压药物与钙通道阻滞剂等药物联合应用治疗高血压,对延缓肾功能恶化也有肯定的疗效。ACEI 和 ARB 两类降压药物可以降低尿蛋白,β 受体阻滞剂对肾素依赖性高血压有较好疗效,对防治心血管并发症也有较好疗效。

(二)用药护理

1.利尿药

观察利尿效果,防止低钠、低钾血症及血容量减少等不良反应的发生。

2.降压药

使长期服用降压药者充分认识降压治疗对保护肾功能的作用,嘱其勿擅自改变药物剂量或停药,以确保满意的疗效。卡托普利对肾功能不全者易引起高钾血症,应定时查血压,降压不宜过快或过低,以免影响肾灌注。

3.激素或免疫抑制剂

慢性肾炎伴肾病综合征者常见,应观察药物可能出现的不良反应。

4.抗血小板聚集药

观察有无出血倾向,监测出血、凝血时间等。

(三)心理护理

由于多数患者病程较长,肾功能逐渐恶化,预后差,心理护理就显得尤为重要,特别是对于那些由于疾病而影响了正常工作、学习和生活的患者。

1.一般性的心理支持

心理支持主要通过支持、解释、疏导、鼓励等方法建立良好的社会支持体系,帮助患者树立生活和治疗的信心,保持乐观的心态。

2.放松疗法

放松疗法可结合音乐疗法放松精神、稳定情绪,还可辅助性地起到降血压、增加外周血流量、改善微循环的作用。

3.集体心理治疗

集体心理治疗可将患者集中到一起进行疾病的讲解,鼓励患者之间的探讨,自我病情的介绍和分析,通过交流起到互相鼓励、宣泄不良情绪的作用。

(四)中医护理

(1)本病主要属于中医"水肿"的"阴水"的范畴。其发生不外乎外感风、寒、湿、热、疮毒之邪,内伤于情志失调、饮食不当或劳欲体虚。内外因相合而致肺、脾、肾三脏功能失调,三焦气化不利,水液代谢失常而成肿。

(2)本病起病缓慢,病程较长,以虚证为多。治疗当温补脾肾、通阳利水或滋养肝肾、养阴利尿。体虚至极,当补益精髓。病急之时当急则治标。

(3)中药汤剂宜温服。恶心呕吐者,宜少量多次进服。服药前滴少量生姜汁于舌面上,对防止呕吐有效。

(4)中药灌肠者需注意药液的温度适中,注入的速度要慢,肛管插入的深度要适当,一般以 30 cm 为宜。这样才能保证药液的充分吸收,提高疗效。

(5)中医食疗:①生姜大枣黑芝麻粥——鲜生姜 12 g,大枣 6 枚,粳米 90 g。生姜洗净后切碎,用大枣、黑芝麻、粳米煮粥。每日 2 次早晚服,可常年服用。适用于体虚水肿者。②山药鲫鱼粥——干山药 60 g 或鲜山药 120 g,鲫鱼 2 条,粳米 60 g。山药洗净切成片,鲫鱼去除内脏洗净,与粳米共同煮成粥,每日 2 次,早晚餐服用,可常服用,宜温补脾肾、通阳利水。③柿叶糖——鲜柿叶 1 000 g。将鲜柿叶洗净切碎,加水浓煎,去渣取汁,小火浓缩至黏稠。加白糖吸干药汁,晒干压碎,装瓶配用。每日 3 次,每次冲服 15 g,适用于肝肾阴虚,腰酸腿软,入睡盗汗,水肿尿少者。

(6)长期慢性肾炎的患者可有贫血,补充维生素 C 能增加铁的吸收,所以应食用西红柿、绿叶蔬菜、新鲜大枣、西瓜、萝卜、黄瓜、柑橘、猕猴桃和天然果汁等食品。也可常选食动物肾脏、紫河车、蛋类、乳品类、核桃仁、赤小豆、鲤鱼、乌鱼等补肾利尿。

(7)配合艾灸脾俞、肾俞、三阴交、命门、阳陵泉、委中等穴,以温肾行水。

七、健康教育

(一)休息与饮食

制订个体化的活动计划,嘱患者加强休息,避免剧烈运动和过重的体力劳动,以延缓肾功能减退。适当活动,增强抵抗力,预防各种感染。

解释优质低蛋白、低磷、低盐、高热量饮食的重要性,指导患者根据病情选择合适的食物和量。

(二)避免加重肾损害的因素

注意休息和保暖,加强个人卫生,预防各种感染。若患感冒、咽炎、扁桃体炎和皮肤感染等,应及时就医。避免使用对肾功能有害的药物,如氨基糖苷类抗生素、抗真菌药等。

(三)定期门诊随访

慢性肾炎病程长,需定期随访疾病的进展。若病情出现变化,如出现水肿或水肿加重、血压增高、血尿等,应及时就医。

(四)用药指导

按医嘱用药,避免使用肾毒性药物。

(五)病情监测

指导患者或家属学会自我监测血压及观察水肿程度和尿液的变化,定时复诊。

(六)就诊的指标

告诉患者如果出现下列任何一种情况,请速到医院就诊。

(1)恶心、呕吐;头痛、头晕。

(2)面部、腹部、下肢肿胀。

(3)血尿、大量泡沫尿。

第四节　隐匿性肾小球肾炎

隐匿性肾小球肾炎（LCN）又称无症状性血尿和/或蛋白尿，一般指在体检或偶然情况下尿常规检查发现异常，患者无水肿、高血压及肾功能损害的一组肾小球疾病。临床表现为无症状性血尿或无症状性蛋白尿，或两者均有，但以其中一种表现更为突出。它是一组病因、发病机制及病理类型不尽相同、临床表现类似、预后各异的原发性肾小球疾病。

一、临床表现

（一）无症状性血尿

大部分无症状性血尿患者为青年人，无临床症状和体征，多于体检时发现肾小球源性血尿，呈持续性或反复发作性，部分患者于剧烈运动、感染、发热等情况时出现一过性肉眼血尿。此型以持续性镜下血尿和/或反复发作性肉眼血尿为共同临床表现，此型患者无水肿、高血压、蛋白尿及肾功能损害。

（二）无症状性蛋白尿

无症状性蛋白尿多发生于青年人，蛋白尿呈持续性，偶有波动。尿蛋白定量通常在每 24 小时 1.0 g 以下，以清蛋白为主。尿沉渣检查正常，无水肿、高血压及肾功能损害。无症状性蛋白尿患者预后不一，部分预后良好。

（三）无症状性血尿和蛋白尿

无症状性血尿和蛋白尿多见于青年男性。临床上同时存在血尿和蛋白尿，尿蛋白定量通常在每 24 小时 1.0～2.0 g，无高血压、水肿和肾功能损害表现。由于无明显临床症状及体征，容易被患者和医师忽略致漏诊。

二、辅助检查

（一）尿液检查

尿常规化验或存在轻度蛋白尿，或镜下血尿，或两者兼有。相差显微镜尿红细胞形态学检查及尿红细胞容积分布曲线检查提示为肾小球源性血尿。

（二）血常规检查

血常规检查一般无异常发现。

（三）血生化检查

肝功能、肾功能检查正常；血抗链"O"、类风湿因子、抗核抗体、冷球蛋白阴性、补体正常。

（四）肾功能检查

肾功能检查包括肾小球滤过功能和肾小管功能评估在正常范围。肾小球滤过率、Ccr正常，酚红排泄试验、尿浓缩稀释功能及酸化功能均在正常范围。

（五）影像学检查

超声影像学检查早期可见双肾正常，肾皮质或肾内结构正常。核素显像、膀胱镜检查及静脉肾盂造影均可无异常发现。

（六）肾活检病理

肾活检病理可帮助隐匿性肾小球肾炎患者进一步明确诊断。对于肾穿刺活检的指征，目前意见不一致，部分学者认为蛋白尿明显，特别是尿蛋白定量每 24 小时＞1.0 g 应考虑进行肾穿刺活检，明确病理类型；随访过程中如发现尿蛋白增加，和/或出现血尿、蛋白尿，和/或出现水肿、高血压、肾功能损害等肾病表现，也应及时行肾活检以帮助明确病理类型及病变程度，制订相应的治疗措施。

三、治疗

（一）一般治疗

急性起病后应卧床休息，直至肉眼血尿消失，水肿消退，血压恢复正常，血肌酐恢复正常后，方可轻微活动，但要密切随诊，若病情变化，仍需继续卧床休息。饮食应注意给予适当蛋白，1 g/kg/d，限制过于严格或增加摄入均不利于肾脏的恢复。有水肿及高血压者应注意给予低盐（2～3 g/d）甚至无盐饮食；对于水肿且尿少者，应严格限制水的摄入。部分患者还需低钾饮食。另外应摄入富含维生素的饮食。

（二）病因治疗

治疗感染灶对急性肾炎病情及预后的影响至今尚无定论。目前多主张存在明显的感染灶，细菌培养阳性时，积极使用抗生素，多选用青霉素类或其他敏感药物，疗程 2 周左右。对扁桃体病灶明显，病情迁延 2 个月以上，病情反复者，可考虑扁桃体摘除。但其对急性肾炎的病程影响亦无定论。

（三）对症治疗

1.利尿

经限制水、盐摄入后，仍水肿严重甚至因水、钠潴留导致心力衰竭者，应使用利尿剂。可选用噻嗪类利尿药,但对于肾小球滤过率<25 mL/min时,应选用袢利尿剂,如呋塞米、丁脲胺。避免使用汞利尿剂、渗透性利尿剂和保钾利尿剂。

2.降压

积极而适当的降压有利于增加肾血流量,改善肾功能,减少心脑血管病合并症的发生。利尿剂的使用可降低容量负荷,从而降低血压,还可选用钙通道阻滞剂如氨氯地平,α受体拮抗剂如哌唑嗪,一般不需使用转换酶抑制剂,必要时可静脉滴注酚妥拉明或硝普钠,可快速降压,防治高血压脑病的发生。

3.降血钾

首先应控制高钾饮食的摄入,使用排钾利尿药如呋塞米,纠正酸中毒静脉滴注碳酸氢钠,予葡萄糖加胰岛素,口服离子交换树脂,若上述措施均无效时,应紧急血液透析或腹膜透析。

4.控制心力衰竭

因急性肾炎发生主要是容量负荷增加,故利尿降压是首选措施。可静脉滴注硝普钠或酚妥拉明。必要时行血液滤过。

四、护理诊断

(1)有感染的危险:与疾病所致机体免疫力下降有关。

(2)知识缺乏:缺乏疾病保健的相关知识。

(3)潜在并发症:肾功能不全。

五、护理措施

(一)一般护理

1.休息与活动

轻度患者可适当参加体育锻炼;对水肿明显,血压较高患者或肾功能不全的患者,强调应卧床休息,按病情给予相应的护理级别。

2.病情观察

注意观察尿量、颜色、性状变化。有明显异常及时报告医师,每周至少化验尿常规和比重一次。注意观察患者的血压、水肿、尿量、尿检结果及肾功能变化,如有少尿、水肿、高血压,应及时报告主管医师给予相应的处理。

3.预防感染

慢性肾炎容易发生各种感染,尤其发生在用糖皮质激素或细胞毒性药物治疗期间,注意病室内空气新鲜,定期消毒,预防呼吸道感染,发现发热、腰痛的患者及时报告主管医师,及时预防肾功能恶化。

4.按不同时间送检尿液标本

采用不同的方式留取尿标本,如晨尿、清洁中段尿、1 小时尿、3 小时尿、12 小时尿或 24 小时尿等,并应按送检要求进行相应的处理。应将留尿方法和注意事项告知患者,及时送检。

5.饮食护理

(1)提供优质高蛋白饮食,如牛奶、鸡蛋、鱼类,肾功能不全时要控制植物蛋白的摄入。在平时膳食时要保证食物中碳水化合物的摄入,以提供足够的热量,减少自体蛋白质的分解。

(2)限制钠的摄入,每天膳食中钠应低于 3 g,少尿时应控制钾的摄入,保证全面营养。

(二)用药护理

预防控制感染,上呼吸道感染、泌尿道感染往往是引起肾小球疾病的重要诱因,反复的感染可致肾脏的损伤,引起肾功能改变,所以要积极预防,及时控制。积极治疗高血压,过高的血压可破坏肾脏调节血压的功能,加重肾小球内压力,造成肾脏损害,积极治疗原发病,控制系统性红斑狼疮、类风湿性关节炎、皮肌炎等风湿类疾病以及糖尿病等,中西医结合治疗原发病疗效可靠。保护肾功能,避免各种肾损伤的因素,特别避免使用肾毒性药物。

(三)心理护理

(1)护士应该向患者讲述疾病知识,组织病友交流养病体会,对顾虑较大的患者,多安慰鼓励,给予心理上的支持,增强患者战胜疾病的信心。

(2)对不太重视疾病的患者,应该耐心说明急进性肾小球肾炎的危害,使之主动配合治疗疾病,做好自我护理,并做好患者家属的思想工作。

(3)经常巡视病房,了解患者的需要,及时帮助患者解决实际问题,建立良好的医患关系,使患者有焦虑情绪时愿意向护士倾诉。

(4)指导患者掌握放松技巧,如听轻音乐、练气功、缓慢深呼吸,以转移注意力,减轻焦虑。

(5)指导患者有规律的生活,保证睡眠质量,勿劳累;向患者提供有关肾病的保健书籍,让患者了解疾病治疗过程及转归。

(6)避免使用对肾有损害的药物,告诉患者不要随意服用偏方、秘方,因近几年发现有很多中成药和中草药对肾有一定的毒性,如服用中药务必到正规的肾病专科去治疗,以防止损害肾功能。

六、健康教育

（1）告知患者应注意保持乐观心态，减轻思想压力。

（2）嘱患者注意保护肾功能，避免肾损害因素，如感染、劳累、肾毒性药物等。对反复发作的慢性扁桃体炎，急性期过后及时摘除。

（3）嘱患者定期检测尿常规，3～6 个月检测 1 次。

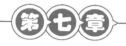

血液内科常见病护理

第一节　缺铁性贫血

缺铁性贫血(iron deficient anemia,IDA)是指体内可用来制造血红蛋白的贮存铁缺乏,血红蛋白合成减少而引起的一种小细胞、低色素性贫血,是最常见的一种贫血,以生育年龄的妇女(特别是孕妇)和婴幼儿发病率较高。

一、临床表现

(一)贫血表现

常见乏力、易倦、头昏、头痛、耳鸣、心悸、气促、纳差等,伴苍白、心率增快。

(二)组织缺铁表现

精神行为异常,如烦躁、易怒、注意力不集中、异食癖;体力、耐力下降;易感染;儿童生长发育迟缓、智力低下;口腔炎、舌炎、舌乳头萎缩、口角炎、缺铁性吞咽困难(称 Plummer-Vinson 征);毛发干枯、脱落;皮肤干燥、皱缩;指(趾)甲缺乏光泽、脆薄易裂,重者指(趾)甲变平,甚至凹下呈勺状(匙状甲)。

(三)缺铁原发病表现

如消化性溃疡、肿瘤或痔疮导致的黑便、血便、腹部不适,肠道寄生虫感染导致的腹痛或大便性状改变,妇女月经过多,肿瘤性疾病的消瘦,血管内溶血的血红蛋白尿等。

二、诊断

(1)患者具有缺铁性贫血的症状及体征,如乏力、易倦、气促、纳差等,注意患者是否存在精神行为异常和缺铁原发病表现。

（2）根据国内的诊断标准,缺铁性贫血的诊断标准符合以下 3 条:①贫血为小细胞低色素性。男性 Hb＜120 g/L,女性 Hb＜110 g/L,孕妇 Hb＜100 g/L;MCV＜80 fl,MCH＜27 pg,MCHC＜32％。②有缺铁的依据:符合贮铁耗尽(ID)或缺铁性红细胞生成(IDE)的诊断。

ID 符合下列任一条即可诊断。①血清铁蛋白＜12 μg/L;②骨髓铁染色显示骨髓小粒可染铁消失,铁粒幼红细胞少于 15％。

IDE:①符合 ID 诊断标准;②血清铁低于 8.95 μmol/L,总铁结合力升高＞64.44 μmol/L,转铁蛋白饱和度＜15％;③FEP/Hb＞4.5 μg/gHb。

（3）存在铁缺乏的病因,铁剂治疗有效。

三、治疗

(一)病因治疗

IDA 的病因诊断是治疗 IDA 的前提,只有明确诊断后方有可能去除病因。如婴幼儿、青少年和妊娠妇女营养不足引起的 IDA,应改善饮食;胃、十二指肠溃疡伴慢性失血或胃癌术后残胃癌所致的 IDA,应多次检查大便潜血,做胃肠道X 线或内镜检查,必要时手术根治。月经过多引起的 IDA,应调理月经;寄生虫感染者应驱虫治疗等。

(二)补铁治疗

首选口服铁剂,如琥珀酸亚铁 0.1 g,每天 3 次。餐后服用胃肠道反应小且易耐受。应注意,进食谷类、乳类和茶等会抑制铁剂的吸收,鱼、肉类、维生素 C可加强铁剂的吸收。口服铁剂后,先是外周血网织红细胞增多,高峰在开始服药5～10 天,2 周后血红蛋白浓度上升,一般 2 个月左右恢复正常。铁剂治疗在血红蛋白恢复正常持续 4～6 个月,待铁蛋白正常后停药。若口服铁剂不能耐受或吸收障碍,可用右旋糖酐铁(iron dextran)肌内注射,每次 50 mg,每天或隔天1 次,缓慢注射,注意变态反应。注射用铁的总需量(mg)＝(需达到的血红蛋白浓度－患者的血红蛋白浓度)×0.33×患者体重(kg)。

四、护理措施

(一)一般护理措施

1.休息活动

轻度的缺铁性贫血症可适当活动,一般生活基本能自理,但不宜进行剧烈运动和重体力劳动;严重的缺铁性贫血多存在慢性出血性疾病,体质虚弱,活动无耐力,应卧床休息,给予生活协助。患者调整变换体位时要缓慢并给予扶持,防止因体位突变发生晕厥、摔伤。

2.皮肤毛发

保持皮肤、毛发的清洁,除日常洗漱,如洗脸、洗手、泡足、洗外阴、刷牙漱口之外,定时周身洗浴、洗头、更衣,夏日每天 1～2 次洗澡,春秋每周 1～2 次,冬日每周 1 次,每月理发 1 次。重度卧床患者可在床上洗头、擦浴、更衣、换被单。长期卧床者要有预防压疮的措施,如定时翻身、变换卧位,同时对受压部位给予温水擦拭及压疮贴贴敷,保持床位平整、清洁、干燥、舒适。

3.营养

给予高蛋白、富含铁的饮食,纠正偏食不良习惯。除谷物主食外,多选用动物肝、肾、瘦肉、蛋类、鱼类、菌藻类,增加维生素 C 含量,食用新鲜蔬菜和水果,以利于铁的吸收。

4.心理

主动关心、体贴患者,做好有关疾病及其自我护理知识的宣传教育。多与患者沟通交谈,了解和掌握其心理状态,特别是久病的重症者,要及时发现其情绪上的波动,并给予有针对性的帮助,疏导解除其不良心态使之安心疗养。

(二)重点护理措施

1.疲乏、无力、心悸、气短者

应卧床休息以减少耗氧量,必要时给予吸氧疗法。

2.皮肤干皱、指(趾)甲脆薄者

注意保护,应用维生素 A 软膏或润肤霜涂擦,滋润皮肤防止干裂出血、疼痛;不留长指(趾)甲,定时修剪,防止折断损伤;选用中性无刺激性洗涤剂,不用碱性皂类。

3.口腔炎、舌炎疼痛者

给予漱口液漱口,餐后定时进行特殊口腔护理,有溃疡时可用 1‰龙胆紫涂抹创面或贴敷溃疡药膜。

4.出现与缺铁有关的异常行为者

及时与医师联系给予合理的处理。

5.药物护理

按医嘱给患者服用铁剂,并向患者说明服用铁剂时的注意事项:①为避免胃肠道反应,铁剂应进餐后服用,并从小剂量开始;②服用铁剂时忌饮茶,避免与牛奶同服,以免影响铁的吸收;③可同服维生素 C 以增加铁的吸收;④口服液体铁剂时,患者必须使用吸管,避免牙齿染黑;⑤要告诉患者对口服铁剂疗效的观察及坚持用药的重要性。治疗后网织红细胞数开始上升,1周左右达高峰,血红蛋白于2周后逐渐上升,1~2个月后可恢复正常。在血红蛋白完全正常后,仍需继续补铁3~6个月,待血清铁蛋白>50 μg/L后才能停药。

(三)治疗过程中可能出现的情况及应急措施

1.贫血性心脏病

心率增加,心前区可闻及收缩期杂音,心脏扩大,心功能不全。向家属讲解引起贫血性心脏病的原因及如何预防其发生。保持病室安静、舒适,尽量减少不必要的刺激。卧床休息,减轻心脏负担。密切观察心率、呼吸、血压及贫血的改善状况。必要时吸氧。控制输液速度及输液的总量,必要时记录24小时出入水量。

2.活动无耐力

活动后乏力、虚弱、气喘、出汗、头晕、眼前发黑、耳鸣。注意休息,适量活动,贫血程度轻的可参加日常活动,无须卧床休息。对严重贫血者,应根据其活动耐力下降程度制订休息方式、活动强度及每次活动持续时间。增加患者的营养,提供高蛋白、高维生素、易消化饮食,必要时静脉输血、血浆、白蛋白。

3.感染的危险

体温高于正常范围。病室每天通风换气,限制探视人员,白细胞过低者给予单独隔离房间。医务人员严格执行无菌操作规程。保持床单清洁、整齐,衣被平整、柔软。保持口腔卫生,指导年长、儿童晨起、饭后、睡前漱口,避免用硬毛牙刷。气候变化,要及时添减衣服,预防呼吸道感染。向患者及家属讲解导致感染发生的危险因素,指导家属掌握预防感染的方法与措施。

4.胃肠道反应

服用铁剂的护理,铁剂对胃肠道的刺激可引起胃肠不适、疼痛、恶心、呕吐及便秘或腹泻。

口服铁剂从小剂量开始,在两餐之间服药,可与维生素C同服,以利吸收;服铁剂后,牙齿往往黑染,大便呈黑色,停药后恢复正常,应向家属说明其原因,消除顾虑。铁剂治疗有效者,于服药3~4天网织红细胞上升,1周后可见血红蛋白逐渐上升。如服药3~4周无效,应查找原因。注射铁剂时应精确计算剂量,分次深部肌内注射,更换注射部位,以免引起组织坏死。

5.营养失调

及时添加含铁丰富的食物,帮助纠正不良饮食习惯。合理搭配患者的膳食,让患者了解动物血、黄豆、肉类含铁较丰富,是防治缺铁的理想食品;维生素C、肉类、氨基酸、果糖、脂肪酸可促进铁吸收,茶、咖啡、牛奶等抑制铁吸收,应避免与含铁多的食物同时食用。

6.局部疼痛及静脉炎

肌内注射铁剂时,因其吸收缓慢且疼痛,应在不同部位轮流深部注射。治疗中应密切观察可能出现注射铁剂部位的疼痛、发热、头痛、头昏、皮疹,甚至过敏性休克等不良反应,应及时到医院进行对症处理。在注射铁剂时,应常规备好肾上腺素。有肝肾功能严重受损者禁用。静脉滴注铁剂反应多而严重者一般不用。一旦静脉注射铁剂时,应避免外渗,以免引起局部疼痛及静脉炎。注射时不可与其他药物混合配伍,以免发生沉淀而影响疗效。

(四)健康教育

1.介绍疾病知识

缺铁性贫血是指由于各种原因使机体内贮存铁缺乏,导致血红蛋白合成不足,红细胞的成熟受到影响而发生的贫血。红细胞的主要功能是借助所含的血红蛋白把氧运输到各组织器官,所以缺铁性贫血主要表现是与组织缺氧有关的系列症状和体征。血红蛋白又是血液红色来源,故贫血患者可有不同程度的外观皮肤黏膜苍白、毛发干枯无华,同时可有疲乏、无力、心慌、气短等症状,个别的有异食癖。如果患者存在原发疾病,还应介绍相关的疾病知识,令其了解缺铁性贫血是继发引起,应积极配合诊治原发疾病。一般的缺铁性贫血通过合理的治疗是可以缓解和治愈的。

2.心理指导

缺铁性贫血病程长,患者多有焦虑情绪,应鼓励患者安心疗养。对于可能继发某种疾病引起的缺铁性贫血患者,在原发性疾病未查清之前患者疑虑重的,给予安慰和必要的解释,使之减少顾虑,指导其积极配合检查以明确诊断,有利于更合理的治疗。

3.检查治疗指导

常用检查项目有血液化验和骨髓穿刺检查,以确定是否为缺铁引起的贫血。检查操作前向患者做解释,如检查目的、方法、采血或采骨髓的部位、体位及所需的时间等。在接受治疗的过程中,有些检查要重复做,以观察疗效或确诊,这一点需向患者做详细说明,减少患者顾虑,使之愿意配合。对于缺铁原因不明的还须进行其他检查,如胃肠内窥镜、X线、粪潜血检验等,也要向患者说明查前、查中如何配合医护医技人员及检查后的注意事项。治疗过程中,尤其铁剂治疗,要向患者说明用药方法和可能的不良反应,让患者有心理准备,一旦出现不良反应能主动及时地向医护反映,尽早得到处置。

4.饮食指导

(1)选用高蛋白含铁丰富的食物:谷类,如小米、糯米、高粱、面粉等;肉禽蛋类,如羊肝、羊肾、牛肾、猪肝、鸡肝、鸡肫、鸭蛋、鸡蛋等;水产类,如黑鱼、咸带鱼、蛤蜊、海蜇、虾米、虾子、虾皮、鲫鱼等;蔬菜,如豌豆苗、芹菜、小白菜、芥菜、香菜、金花菜、太古菜、苋菜、辣椒、丝瓜等;豆类及其制品,如黄豆、黑豆、芝麻、豇豆、蚕豆、毛豆、红腐乳、豆腐、腐竹、豆腐干、豆浆等;菌藻类(含铁非常丰富),如黑木耳、海带、紫菜、蘑菇等;水果,如红果(大山楂)、橄榄、海棠、桃、草莓、葡萄、樱桃等;坚果类,如西瓜子、南瓜子、松子仁、葵花子、核桃仁、花生仁等;调味品,如芝麻酱、豆瓣酱、酱油等。其中动物性食物铁的吸收率较高,故当首选动物性食物。

(2)多食含维生素 C 的食物有利于铁的吸收:新鲜蔬菜和水果含维生素 C 丰富,应多选用。茶叶含鞣酸能使铁沉淀而影响铁的吸收,故纠正贫血阶段忌用浓茶。

(3)克服偏食:从多种食物中获取全面的营养,制订食谱,有计划地将饮食多样化;改进烹调技巧,促进食欲。

(4)用铁锅烹调。

5.休息、活动指导

病情危重者绝对卧床休息,避免活动时突然变换体位而致直立性低血压头晕而摔倒损伤。生活规律、睡眠充足、休养环境安静、舒适,病情许可的可适当娱乐,如看电视、听广播、读书、看报。根据病情设定活动强度,病情好转过程中逐渐加大活动量。

第二节 溶血性贫血

溶血性贫血(HA)是指红细胞寿命缩短,其破坏速度超过骨髓造血代偿功能时所引起的一组贫血。若溶血发生而骨髓造血功能能够代偿时可以不出现贫血,称为溶血性疾病。临床上以贫血、黄疸、脾大、网织红细胞增高及骨髓幼红细胞增生为主要特征。我国溶血性贫血的发病率占贫血的 $10\%\sim15\%$。

一、临床分类

溶血性贫血根据红细胞破坏的原因分为遗传性和获得性两大类;根据溶血

发生的场所可分为血管内溶血和血管外溶血;根据发病机制可分为红细胞内在缺陷和红细胞外环境所致的溶血性贫血。

二、病因与发病机制

正常情况下,红细胞形态呈双凹圆盘形,具有很大的可塑性及变形能力,保证了红细胞通过狭小的微循环管道而不被破坏。红细胞的这种特性依赖于红细胞膜、酶和血红蛋白的正常,三者中有一项异常均可使红细胞膜遭受破坏而溶血。此外,红细胞也可受到抗体、补体、物理、机械及化学毒物侵袭破坏而溶血。溶血性贫血的病因学分类见表 7-1。

表 7-1　溶血性贫血的病因学分类

	红细胞内在缺陷性溶血性贫血	红细胞内在因素性溶血性贫血
遗传性	1.红细胞膜异常 遗传性红细胞膜结构与功能缺陷:遗传性球形红细胞增多症、遗传性椭圆红细胞增多症等 2.红细胞酶异常 (1)红细胞糖无氧酵解中酶缺乏:酮酸激酶缺乏等 (2)红细胞磷酸己糖旁路中酶缺乏:葡萄糖-6-磷酸脱氢酶(G6PD)缺乏等 3.珠蛋白、血红素异常 (1)血红蛋白病 1)肽链结构异常:异常血红蛋白病 2)肽链量异常:地中海贫血 (2)血红素异常:红细胞生成性卟啉病	1.免疫因素 (1)同种免疫性溶血性贫血、血型不合输血后溶血性贫血 (2)自身免疫性溶血性贫血:温抗体、冷抗体型 (3)药物性免疫溶血性贫血:奎尼丁、青霉素 2.化学因素:苯、苯肼、铅、氢氧化砷、磺胺类等 3.生物因素:蛇毒、毒蕈中毒、细菌、病毒等 4.物理和机械因素:大面积烧伤、人造心脏瓣膜等
获得性	阵发性睡眠性血红蛋白尿	

三、临床表现

(一)急性溶血性贫血

可在短期内大量血管内溶血。如异型输血时起病急骤,可有严重的腰背及四肢酸痛,伴头痛、呕吐、黄疸、寒战,随后高热、面色苍白和血红蛋白尿,小便呈酱油色。严重者出现周围循环衰竭和急性肾衰竭。

(二)慢性溶血性贫血

以血管外溶血多见,有贫血、脾大、黄疸三大特征。长期高胆红素血症可并发胆石症和肝功能损害。婴幼儿期起病者可有骨骼改变。

四、辅助检查

通过实验室检查可以确定溶血的病因及溶血的部位,其一般实验室检查见

表 7-2。

表 7-2　溶血性贫血的一般实验室检查

提示发生溶血的检查		提示骨髓代偿增生的检查	提示红细胞有缺陷、寿命缩短的检查
血管外溶血	血管内溶血		
高胆红素血症	血红蛋白血症	网织红细胞增多	红细胞形态改变
粪胆原排出增多	血清结合珠蛋白降低	周围血中出现幼稚红细胞	吞噬红细胞现象及自身凝集反应
尿胆原排除增多	血红蛋白尿含铁血黄素尿	骨髓幼红细胞增多	海因小体红细胞渗透性增加,红细胞寿命缩短

五、诊断

根据临床表现,如贫血、黄疸、脾大或血红蛋白尿,辅助检查提示有红细胞破坏、红细胞代偿增生、红细胞寿命缩短的证据,即可明确溶血性贫血的诊断。

六、治疗

(一)去除病因

最合理的治疗方法。如药物引起的溶血性贫血,停药后病情很快缓解;感染引起的溶血应积极行抗感染治疗;因异型输血引起的溶血应立即停止输血。

(二)糖皮质激素及免疫抑制剂

主要治疗免疫性溶血性贫血,常用药物有泼尼松、氢化可的松,免疫抑制剂有环磷酰胺、硫唑嘌呤、环孢素等。

(三)输血

可改善患者的一般情况,但可能加重自身免疫性溶血性贫血的病情或诱发阵发性睡眠性血红蛋白尿发作,所以应严格掌握输血的指征。

(四)脾切除

对遗传性球形红细胞增多症最有价值,贫血可能永久改善。对于需较大剂量糖皮质激素维持治疗的自身免疫性溶血性贫血、丙酮酸激酶缺乏所致的贫血及部分海洋性贫血等,脾切除后红细胞寿命延长,贫血将有所减轻。

七、护理诊断

(一)活动无耐力

与溶血性贫血引起全身组织缺氧有关。

(二)潜在并发症

休克、急性肾衰竭。

八、护理目标

溶血得到控制,活动耐力增强,无休克和急性肾衰竭的发生。

九、护理措施

(一)病情观察

注意患者贫血、黄疸、尿色的变化;观察糖皮质激素及免疫抑制剂使用后的不良反应;定期测量血压;观察有无便血、感染征象,发现异常情况及时报告医师。

(二)一般护理

急性溶血性贫血的患者应卧床休息,慢性溶血性贫血的患者可适当活动,但应避免劳累和感染。

(三)心理护理

向患者介绍有关溶血性贫血疾病的常识,特别是对拟行脾切除的患者,应耐心解释,消除其紧张心理,积极主动配合治疗。

(四)输血护理

对确实需要输血的患者,认真核对姓名、床号、血型等。输血后严密观察有无不良反应,如畏寒、发热、恶心、腹痛等,重者出现酱油色尿、休克、肾衰竭。一旦出现,立即停止输血,同时报告医师,配合抢救。

(五)健康指导

为患者讲解疾病常识:①如对 G6PD 缺血患者及家属介绍蚕豆病常识,嘱患者不吃蚕豆、豆制品及氧化性药物;②对脾功能亢进和白细胞计数减少者,应注意个人卫生和预防感冒,自身免疫性溶血应注意避免受凉;③阵发性睡眠性血红蛋白尿应忌食酸性食物和药物;④告诉患者应保持心情舒畅,避免精神紧张、感染、疲劳、输血等诱因;⑤教会患者及家属如何判断观察巩膜是否黄染和尿色的改变;⑥指导患者进食高蛋白、高维生素食物;⑦重视婚前检查,减少溶血性贫血的发生。

第三节 再生障碍性贫血

再生障碍性贫血(aplastic anemia,AA)简称再障,又称骨髓造血功能衰竭症,是由多种原因导致造血干细胞的数量减少、功能障碍引起的一类贫血。其临床主要表现为骨髓造血功能低下、进行性贫血、感染、出血和全血细胞减少。再障的年发病率在我国为 7.4/100 万人口,欧美为(4.7～13.7)/100 万人口,日本为(14.7～24.0)/100 万人口,可发生于各年龄段,老年人发病率较高;男、女发病率无明显差异。

一、临床表现

(一)重型再生障碍性贫血

起病急,进展快,病情重(国内以往称为急性再障);少数可由非重型进展而来。

1.贫血

多呈进行性加重,苍白、乏力、头昏、心悸和气短等症状明显。

2.感染

多数患者有发热,体温>39 ℃,个别患者自发病到死亡均处于难以控制的高热之中。以呼吸道感染最常见,其次有消化道、泌尿生殖道及皮肤、黏膜感染等。感染菌种以革兰阴性杆菌、金黄色葡萄球菌和真菌为主,常合并败血症。

3.出血

均有不同程度的皮肤、黏膜及内脏出血。皮肤表现为出血点或大片瘀斑,口腔黏膜有血疱,有鼻出血、牙龈出血、眼结膜出血等。深部脏器出血时可见呕血、咯血、便血、血尿、阴道出血、眼底出血和颅内出血,后者常危及患者的生命。

(二)非重型再生障碍性贫血

起病和进展较缓慢,病情较重型轻(国内以往称为慢性再障),也较易控制。

1.贫血

慢性过程,常见苍白、乏力、头晕、心悸、活动后气短等。输血后症状改善,但不持久。

2.感染

高热比重型少见,感染相对易控制,很少持续 1 周以上。上呼吸道感染常见,其次为牙龈炎、支气管炎、扁桃腺炎,而肺炎、败血症等重症感染少见。常见感染菌种为革兰阴性杆菌和各类球菌。

3.出血

出血倾向较轻,以皮肤、黏膜出血为主,内脏出血少见。多表现为皮肤出血点、牙龈出血,女性患者有阴道出血。出血较易控制。久治无效者可发生颅内出血。

二、辅助检查

(一)血常规

特点是全血细胞减少,多数患者就诊时呈三系细胞减少。少数患者表现为二系细胞减少,但无血小板减少时再障的诊断宜慎重。网织红细胞计数降低。贫血一般为正细胞正色素性,但大细胞性者并非少见。淋巴细胞计数无明显变化,但因髓系细胞减少,其比例相对升高。血涂片人工镜检对诊断和鉴别诊断均有所帮助。

(二)骨髓象

骨髓象为确诊再障的主要依据。骨髓涂片肉眼观察有较多脂肪滴。重型再生障碍性贫血多部位骨髓增生重度减低,粒、红系及巨核细胞比例明显减少且形态大致正常,淋巴细胞及非造血细胞比例明显增高,骨髓小粒皆空虚。非重型再生障碍性贫血多部位骨髓增生减低,可见较多脂肪滴,粒、红系及巨核细胞减少,淋巴细胞及网状细胞、浆细胞比例增高,多数骨髓小粒空虚。骨髓活检显示造血组织均匀减少,脂肪组织增加。

(三)其他检查

对疑难病例,为明确诊断和鉴别诊断,有时还需要以下内容。

1.细胞遗传学检查

包括染色体分析和荧光原位杂交,有助于发现异常克隆。

2.骨髓核素扫描

选用不同放射性核素,可直接或间接判断骨髓的整体造血功能。

3.流式细胞术分析

计数 $CD34^+$ 造血干/祖细胞,检测膜锚连蛋白。有助于区别 MDS 和发现血细胞膜锚连蛋白阴性细胞群体。

4.体外造血干/祖细胞培养

细胞集落明显减少或缺如。

三、治疗

(一)支持治疗

适用于所有再障患者。应加强保护措施,注意饮食及个人环境卫生,减少感染机会。对有发热(>38.5 ℃)和感染征象者,应及时经验性应用广谱抗生素治疗,然后再根据微生物学证据加以调整,同时应注意系统性真菌感染的预防和治疗。粒细胞缺乏患者的感染危险度明显增加,对粒细胞计数<0.5×10⁹/L者可

预防性采用广谱抗生素和抗真菌药物。输血或成分输血是支持治疗的重要内容,严重贫血者给予红细胞输注。提倡采用去白细胞成分血,长期输血依赖者应注意铁过载,必要时进行去铁治疗。血小板计数$<20\times10^9$/L 或有明显出血倾向者应预防性输注血小板浓缩制剂,以减少致命性出血(颅内出血)的危险。排卵型月经过多可试用雄激素或炔诺酮控制,如拟行干细胞移植,则应尽可能减少术前输血,以提高植入成功率。

(二)非重型再生障碍性贫血的治疗

1.雄激素

适用于全部 AA。为目前治疗非重型再障的常用药。其作用机制是刺激肾脏产生促红细胞生成素,并直接作用于骨髓,促进红细胞生成。长期应用还可促进粒细胞系统和巨核细胞系统细胞的增生。常用 4 种药物:司坦唑醇(康力龙)2 mg,每天 3 次;十一酸睾酮(安雄)40~80 mg,每天 3 次;达那唑 0.2 g,每天 3 次;丙酸睾酮 100 mg/d 肌内注射。疗程及剂量应视药物的作用效果和不良反应(如男性化、肝功能损害等)调整。

2.造血生长因子

适用于全部 AA,特别是重型再生障碍性贫血。单用无效,多作为辅助性药物,在免疫抑制治疗时或之后应用,有促进骨髓恢复的作用。常用粒-单系集落刺激因子或粒系集落刺激因子,剂量为 5 μg/(kg·d);红细胞生成素,常用 50~100 U/(kg·d)。一般在免疫抑制治疗重型再生障碍性贫血后使用,剂量可酌减,维持 3 个月以上为宜。

(三)重型再生障碍性贫血的治疗

1.造血干细胞移植

对 40 岁以下、无感染及其他并发症、有合适供体的重型再生障碍性贫血患者,可考虑造血干细胞移植。

2.免疫抑制治疗

抗淋巴/胸腺细胞球蛋白(ALG/ATG)主要用于重型再生障碍性贫血。马ALG 10~15 mg/(kg·d)连用 5 天,兔 ATC 3~5 mg/(kg·d)连用 5 天;用药前需做过敏试验;用药过程中用糖皮质激素防治变态反应;静脉滴注 ATG 不宜过快,每天剂量应维持滴注 12~16 小时;可与环孢素组成强化免疫抑制方案。

环孢素适用于全部 AA 3~5 mg/(kg·d),疗程一般长于 1 年。使用时应个体化,应参照患者造血功能和 T 细胞免疫恢复情况、药物不良反应(如肝肾功能损害、牙龈增生及消化道反应)、血药浓度等调整用药剂量和疗程。

3.其他

有学者使用 CD3 单克隆抗体、麦考酚吗乙酯、环磷酰胺、甲泼尼龙等治疗重型再生障碍性贫血。

四、护理措施

(一)病情监测

(1)密切观察患者的体温变化,若出现发热,应及时报告医师,准确、及时地给予抗生素治疗,并配合医师做好血液、痰液、尿液及大便等标本的采集工作。

(2)密切观察患者生命体征及病情,皮肤、黏膜、消化道及内脏器官有无出血倾向。

(二)一般护理

(1)轻度贫血和血小板$(20\sim50)\times10^9/L$ 时减少活动,卧床休息。重度贫血 $Hb<50\ g/L$ 及血小板$<20\times10^9/L$ 时应绝对卧床休息。

(2)病房保持空气流通,限制陪伴探视,避免交叉感染。医护人员严格无菌操作,避免医源性感染。

(3)由于高热状态下唾液分泌较少及长期使用抗生素等,易造成细菌在口腔内滋长,因此必须注意口腔清洁,饭前、饭后、睡前、晨起时漱口。

(4)保持皮肤的清洁干燥,勤换衣裤,勤剪指甲,避免造成皮肤黏膜的损伤,睡前用 1:5 000 的高锰酸钾溶液坐浴,每次 $15\sim20$ 分钟,保持大便的通畅,避免用力排便、咳嗽,女性患者同时要注意会阴部的清洁。

(三)饮食护理

嘱患者进食高热量、高维生素、高蛋白、易消化的饮食,避免食物过烫、过硬、刺激性强,以免引起口腔及消化道的出血。对于发热的患者应鼓励多饮水。

(四)输血护理

重度贫血 $Hb<50\ g/L$ 伴头晕、乏力、心悸时,遵医嘱输注红细胞悬液。输血前,向患者讲解输血的目的、注意事项及不良反应,经"两人三查八对"无误后方可输注。输血中密切观察患者有无输血反应。输血前 30 分钟、输血后 15 分钟及输血完成后分别记录患者生命体征。输血时记录脉搏和呼吸,并记录血型和输血量。

(五)发热护理

定时测量体温,保持皮肤清洁干燥,及时更换汗湿的衣物、床单、被套。给予物理降温如温热水擦浴,冰袋放置大动脉处;一般不用乙醇溶液擦浴,以免引起皮肤出血。协助患者多饮水,遵医嘱使用降温药和抗生素。

(六)出血的预防及护理

嘱患者避免外伤及碰撞,预防皮肤损伤。使用软毛牙刷刷牙,勿剔牙,避免损伤牙龈,引起牙龈出血,勿挖鼻孔,使用清鱼肝油滴鼻,避免鼻腔干燥出血。保持排便通畅,勿用力排便,预防颅内出血的发生。护理操作时,动作轻柔,避免反复多次穿刺造成皮肤损伤,拔针后延长按压时间。血小板$<5\times10^9/L$时尽量避免肌内注射。颅内出血的患者应平卧位休息,头部制动,有呕吐时及时清理呕吐物,保持呼吸道通畅。密切观察患者的生命体征、意识状态、瞳孔大小变化,准确记录 24 小时出入量。遵医嘱静脉输入止血药、脱水剂及血小板。

(七)药物指导及护理

向患者讲解应用雄激素、环孢素的治疗作用及不良反应(向心性肥胖、水肿、毛发增多、女性男性化等)。长期肌内注射丙酸睾酮可引起局部硬结,注射部位要交替进行,可进行局部热敷,避免硬结产生。使用 ATG/ALG 时首次要做皮试,输注速度不宜过快,输注过程中密切观察有无不良反应。

(八)心理护理

向患者及家属讲解疾病的病因,临床表现及预后,取得患者及家属的信任。增加与患者的沟通与交流,了解患者的真实想法。介绍一些治疗效果及心态良好的患者与其交谈,使患者正确面对疾病,树立战胜疾病的信心,积极配合治疗护理。

五、健康教育

(一)疾病预防指导

尽可能避免或减少接触与再障发病相关的药物和理化物质。针对危险品的职业性接触者,如油漆工/喷漆工、从事橡胶与制鞋、传统印刷与彩印、室内装修的工人等,除了要加强生产车间或工厂的室内通风之外,必须严格遵守操作规程,做好个人防护,定期体检,检查血常规。使用绿色环保装修材料,新近进行室内装修的家居要监测室内的甲醛水平,不宜即时入住或使用。使用农药或杀虫剂时,做好个人防护。加强锻炼,增强体质,预防病毒感染。

(二)疾病知识指导

简介疾病的可能原因、临床表现及目前的主要诊疗方法,增强患者及其家属的信心,以积极配合治疗和护理。饮食方面注意加强营养,增进食欲,避免对消化道黏膜有刺激性的食物,避免病从口入。避免服用对造血系统有害的药物,如氯霉素、磺胺药、保泰松、安乃近、阿司匹林等。避免感染和加重出血。

(三)休息与活动指导

充足的睡眠与休息可减少机体的耗氧量;适当的活动可调节身心状况,提高患者的活动耐力,但过度运动会增加机体耗氧量,甚至诱发心力衰竭。睡眠不足、情绪激动则易于诱发颅内出血。因此,必须指导患者根据病情做好休息与活动的自我调节。

(四)用药指导

主要包括免疫抑制剂、雄激素类药物与抗生素的使用。为保证药物疗效的正常发挥,减少药物不良反应,需向患者及家属详细介绍药物的名称、用量、用法、疗程及其不良反应,应叮嘱其必须在医师指导下按时、按量、按疗程用药,不可自行更改或停用药物,定期复查血常规。

(五)心理指导

再障患者常可出现焦虑、抑郁甚至绝望等负性情绪,这些负性情绪可影响患者康复的信心以及配合诊疗与护理的态度和行为,从而影响疾病康复、治疗效果和预后。因此,必须使患者及家属认识负性情绪的危害,指导患者学会自我调整,学会倾诉;家属要善于理解和支持患者,学会倾听;必要时应寻求专业人士的帮助,避免发生意外。

(六)病情监测指导

主要是贫血、出血、感染的症状体征和药物不良反应的自我监测。具体包括头晕、头痛、心悸、气促等症状,生命体征(特别是体温与脉搏)、皮肤黏膜(苍白与出血)、常见感染灶的症状(咽痛、咳嗽、咳痰、尿路刺激征、肛周疼痛等),内脏出血的表现(黑便与便血、血尿、阴道出血等)。若有上述症状或体征出现或加重,提示有病情恶化的可能,应及时向医护人员汇报或及时就医。

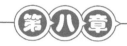

普外科常见病护理

第一节 胆囊结石

胆囊结石是指原发于胆囊的结石,是胆石症中最多的一种疾病。近年来随着卫生条件的改善以及饮食结构的变化,胆囊结石的发病率呈升高趋势,已高于胆管结石。胆囊结石以女性多见,男女之比为 1:(3~4);其以胆固醇结石或以胆固醇为主要成分的混合性结石为主。少数结石可经胆囊管排入胆总管,大多数存留于胆囊内,且结石越聚越大,可呈多颗小米粒状,在胆囊内可存在数百粒小结石,也可呈单个巨大结石;有些终身无症状而在尸检中发现(静止性胆囊结石),大多数反复发作腹痛症状,一般小结石容易嵌入胆囊管发生阻塞引起胆绞痛症状,发生急性胆囊炎。

一、诊断

(一)症状

1.胆绞痛

胆绞痛是胆囊结石并发急性胆囊炎时的典型表现,多在进食油腻食物后胆囊收缩,结合移位并嵌顿于胆囊颈部,胆囊压力升高后强力收缩而发生绞痛。小结石通过胆囊管或胆总管时可发生典型的胆绞痛,疼痛位于右上腹,呈阵发性,可向右肩背部放射,伴恶心、呕吐,呕吐物为胃内容物,吐后症状并不减轻。存留在胆囊内的大结石堵塞胆囊腔时并不引起典型的胆绞痛,故胆绞痛常反映结石在胆管内的移动。急性发作特别是坏疽性胆囊炎时还可出现高热、畏寒等显著的感染症状,严重病例由于炎性渗出或胆囊穿孔可引起局限性腹膜炎,从而出现腹膜刺激症状。胆囊结石一般无黄疸,但 30% 的患者因伴有胆管炎或肿大的胆囊压迫胆管,肝细胞损害时也可有一过性黄疸。

2.胃肠道症状

大多数慢性胆囊炎患者有不同程度的胃肠道功能紊乱,表现为右上腹隐痛不适、厌油、进食后上腹饱胀感,常被误认为"胃病"。有近半数的患者早期无症状,称为静止性胆囊结石,此类患者在长期随访中仍有部分出现腹痛等症状。

(二)体征

1.一般情况

无症状期间患者大多一般情况良好,少数急性胆囊炎患者在发作期可有黄疸,症状重时可有感染中毒症状。

2.腹部情况

如无急性发作,患者腹部常无明显异常体征,部分患者右上腹可有深压痛;急性胆囊炎患者可有右上腹饱满、呼吸运动受限、右上腹触痛及肌紧张等局限性腹膜炎体征,Murphy征阳性。有1/3~1/2的急性胆囊炎患者,在右上腹可扪及肿大的胆囊或由胆囊与大网膜粘连形成的炎性肿块。

(三)检查

1.化验检查

胆囊结石合并急性胆囊炎有血液白细胞升高,少数患者谷丙转氨酶也升高。

2.B超检查

B超检查简单易行,价格低廉,且不受胆囊大小、功能、胆管梗阻或结石含钙多少的影响,诊断正确率可达96%以上,是首选的检查手段。典型声像特征是胆囊腔内有强回声光团并伴声影,改变体位时光团可移动。

3.胆囊造影

能显示胆囊的大小及形态并了解胆囊收缩功能,但易受胃肠道功能、肝功能及胆囊管梗阻的影响,应用很少。

4.X线检查

腹部X线对胆囊结石的显示率为10%~15%。

5.十二指肠引流

有无胆汁可确定是否有胆囊管梗阻,胆汁中出现胆固醇结晶提示结石存在,但此项检查目前已很少用。

6.CT、MRI、ERCP、PTC检查

在B超不能确诊或者怀疑有肝内胆管、肝外胆管结石或胆囊结石术后多年复发又疑有胆管结石者,可酌情选用其中某一项或几项诊断方法。

(四)诊断要点

1.症状

20％～40％的胆囊结石可终生无症状,称"静止性胆囊结石"。有症状的胆囊结石的主要临床表现:进食后,特别是进食油腻食物后,出现上腹部或右上腹部隐痛不适、饱胀,伴嗳气、呃逆等。

2.胆绞痛

胆囊结石的典型表现,疼痛位于上腹部或右上腹部,呈阵发性,可向肩胛部和背部放射,多伴恶心、呕吐。

3.Mirizzi 综合征

持续嵌顿和压迫胆囊壶腹部和颈部的较大结石,可引起肝总管狭窄或胆囊管瘘,以及反复发作的胆囊炎、胆管炎及梗阻性黄疸,称"Mirizzi 综合征"。

4.Murphy 征

右上腹部局限性压痛、肌紧张,阳性。

5.B 超检查

胆囊暗区有一个或多个强回声光团,并伴声影。

(五)鉴别诊断

1.肾绞痛

胆绞痛需与肾绞痛相鉴别,后者疼痛部位在腰部,疼痛向外生殖器放射,伴有血尿,可有尿路刺激症状。

2.胆囊非结石性疾病

胆囊良、恶性肿瘤、胆囊息肉样病变等,B 超、CT 等影像学检查可提供鉴别线索。

3.胆总管结石

可表现为高热、黄疸、腹痛,超声等影像学检查可以鉴别,但有时胆囊结石可与胆总管结石并存。

4.消化性溃疡性穿孔

多有溃疡病史,腹痛发作突然并很快波及全腹,腹壁呈板状强直,腹部 X 线可见膈下游离气体。较小的十二指肠穿孔,或穿孔后很快被网膜包裹,形成一个局限性炎性病灶时,易与急性胆囊炎混淆。

5.内科疾患

一些内科疾病如肾盂肾炎、右侧胸膜炎、肺炎等,亦可发生右上腹疼痛症状,若注意分析不难获得正确的诊断。

二、治疗

（一）一般治疗

饮食宜清淡，防止急性发作，对无症状的胆囊结石应定期 B 超随诊；伴急性炎症者宜进食，注意维持水、电解质平衡，并静脉应用抗生素。

（二）药物治疗

溶石疗法服用鹅去氧胆酸或熊去氧胆酸对胆固醇结石有一定溶解效果，主要用于胆固醇结石。但此种药物有肝毒性，服药时间长，反应大，价格贵，停药后结石易复发。其适应证为胆囊结石直径在 2 cm 以下；结石为含钙少的 X 线能够透过的结石；胆囊管通畅；患者的肝脏功能正常，无明显的慢性腹泻史。目前多主张采取熊去氧胆酸单用或与鹅去氧胆酸合用，不主张单用鹅去氧胆酸。鹅去氧胆酸总量为 15 mg/（kg·d），分次口服。熊去氧胆酸为 8～10 mg/（kg·d），分餐后或晚餐后 2 次口服。疗程 1～2 年。

（三）手术治疗

对于无症状的静止胆囊结石，一般认为无须施行手术切除胆囊。但有下列情况时，应进行手术治疗：①胆囊造影胆囊不显影；②结石直径超过 2～3 cm；③并发糖尿病且在糖尿病已控制时；④老年人或有心肺功能障碍者。

腹腔镜胆囊切除术适于无上腹创伤及手术史者，无急性胆管炎、胰腺炎和腹膜炎及腹腔脓肿的患者。对并发胆总管结石的患者应同时行胆总管探查术。

1.术前准备

择期胆囊切除术后引起死亡的最常见原因是心血管疾病。这强调了详细询问病史发现心绞痛和仔细进行心电图检查注意有无心肌缺血或以往心肌梗死证据的重要性。此外还应寻找脑血管疾病特别是一过性缺血发作的症状。若病史阳性或有问题时应做非侵入性颈动脉血流检查。此时对择期胆囊切除术应当延期，按照指征在冠状动脉架桥或颈动脉重新恢复血管流通后施行。除心血管病外，引起择期胆囊切除术后第二位的死亡原因是肝胆疾病，主要是肝硬化。除术中出血外，还可发生肝衰竭和败血症。自从在特别挑选的患者中应用预防性措施以来，择期胆囊切除术后感染中毒性并发症的发生率已有显著下降。慢性胆囊炎患者胆汁内的细菌滋生率占 10%～15%；而在急性胆囊炎消退期患者中则高达 50%。细菌菌种为肠道菌如大肠埃希菌、产气克雷伯杆菌和粪链球菌，其次也可见到产气荚膜杆菌、类杆菌和变形杆菌等。胆管内细菌的发生率随年龄而增长，故主张年龄在 60 岁以上、曾有过急性胆囊炎发作刚恢复的患者，术前应预防性使用抗生素。

2.手术治疗

对有症状胆石症已成定论的治疗是腹腔镜胆囊切除术。虽然此技术的常规应用时间尚短,但是其结果十分突出,以致仅在不能施行腹腔镜手术或手术不安全时,才选用开腹胆囊切除术,包括无法安全地进入腹腔完成气腹,或者由于腹内粘连,或者解剖异常不能安全地暴露胆囊等。外科医师在遇到胆囊和胆管解剖不清以及遇到止血或胆汁渗漏而不能满意地控制时,应当及时中转开腹。目前,中转开腹率在 5% 以下。

(四)其他治疗

体外震波碎石适用于胆囊内胆固醇结石,直径不超过 3 cm,且胆囊具收缩功能。治疗后部分患者可发生急性胆囊炎或结石碎片进入胆总管而引起胆绞痛和急性胆管炎,此外碎石后仍不能防止结石的复发。因并发症多,疗效差,现已基本不用。

三、护理措施

(一)术前护理

1.饮食

指导患者选用低脂肪、高蛋白质、高糖饮食。因为脂肪饮食可促进胆囊收缩排出胆汁,加剧疼痛。

2.术前用药

严重的胆石症发作性疼痛可使用镇痛剂和解痉剂,但应避免使用吗啡,因吗啡有收缩胆总管的作用,可加重病情。

3.病情观察

应注意观察胆石症急性发作患者的体温、脉搏、呼吸、血压、尿量及腹痛情况,及时发现有无感染性休克征兆。注意患者皮肤有无黄染及粪便颜色变化,以确定有无胆管梗阻。

(二)术后护理

1.症状观察及护理

定时监测患者生命体征的变化,注意有无血压下降、体温升高及尿量减少等全身中毒症状,及时补充液体,保持出入量平衡。

2.T 形管护理

胆总管切开放置 T 形管的目的是为了引流胆汁,使胆管减压:①T 形管应妥善固定,防止扭曲、脱落;②保持 T 形管无菌,每日更换引流袋,下地活动时引流袋应低于胆囊水平,避免胆汁回流;③观察并记录每日胆汁引流量、颜色及性质,防止胆汁淤积引起感染；④拔管，如果 T 形管引流通畅，胆汁色淡黄、清澄、无沉渣且无腹痛无发热等症状，术后 10～14 天可夹闭管道。开始每日夹闭 2～3 小时，无不适可逐渐延长时间，直至全日夹管。在此过程中要观察患者有无体温增高，腹痛，恶心，呕吐及黄疸等。经 T 形管造影显示胆管通畅后，再引流 2～3 天，以及时排出造影剂。经观察无特殊反应，可拔除 T 形管。

3.健康指导

进少油腻、高维生素、低脂饮食。烹调方式以蒸煮为宜，少吃油炸类的食物。适当体育锻炼，提高机体抵抗力。

第二节　门静脉高压症

门静脉的正常压力是 1.27～2.35 kPa，当门静脉血流受阻、血液瘀滞时，压力 2.35 kPa 时，称为门静脉高压症，临床上常有脾大及脾功能亢进、食管胃底静脉曲张破裂出血、腹水等一系列表现。

门静脉主干由肠系膜上、下静脉和脾静脉汇合而成。门静脉系统位于两个毛细血管网之间，一端是胃、肠、脾、胰的毛细血管网，另一端连接肝小叶内的肝窦。门静脉流经肝脏的血液约占肝血流量的 75%，肝动脉供血约占 25%，由此可见肝脏的双重供血以门静脉供血为主。门静脉内的血含氧量较体循环的静脉血高，故门静脉对肝的供氧几乎和肝动脉相等。此外门静脉系统内无控制血流方向的静脉瓣，与腔静脉之间存在 4 个交通支：①胃底、食管下段交通支；②直肠下段、肛管交通支；③前腹壁交通支；④腹膜后交通支。这些交通支中，最主要的是胃底、食管下段交通支，上述交通支在正常情况下都很细小，血流量很少。

门静脉血液瘀滞或血流阻力增加均可导致门脉高压，但以门静脉血流阻力增加更为常见。按阻力增加的部位，可将门静脉高压症分为肝前、肝内和肝后 3 型。在我国肝内型多见，其中肝炎后肝硬化是引起门静脉高压症的常见病因；但在西方国家，酒精性肝硬化是门脉高压最常见的原因。由于增生的纤维束和再生的肝细胞结节挤压肝小叶内的肝窦，使其变窄或闭塞，导致门静脉血流受阻；其次由于位于肝小叶间汇管区的肝动脉小分支和门静脉小分支之间的许多动静脉交通支大量开放，引起门静脉压力增高。肝前型门静脉高压症的常见病因是肝外门静脉血栓形成(脐炎、腹腔内感染、胰腺炎、创伤等)、先天畸形(闭锁、狭窄或海绵样变等)和外在压迫。肝前型门静脉高压症患者肝功能多正常或轻度损害,预后较好。肝后型门静脉高压症常见病因包括 Budd-Chiari 综合征、缩窄性心包炎、严重右心衰竭等。

一、护理评估

(一)健康史

应注意询问患者有无肝炎病史、酗酒、血吸虫病病史。既往有无出现肝昏迷、上消化道出血的病史,以及诱发的原因。对于原发病是否进行治疗。

(二)身体状况

(1)脾大、脾功能亢进:脾大程度不一,早期质软、活动,左肋缘下可扪及;晚期,脾内纤维组织增生而变硬,活动度减少,左上腹甚至左下腹可扪及肿大的脾脏并能出现左上腹不适及隐痛、胀满,常伴有血白细胞、血小板数量减少,称脾功能亢进。

(2)侧支循环建立与开放:门静脉与体静脉之间有广泛的交通支,在门静脉高压时,为了使瘀滞在门静脉系统的血液回流,这些交通支大量开放,经扩张或曲张的静脉与体循环的静脉发生吻合而建立侧支循环。主要表现:①食管下段与胃底静脉曲张最常见,出现早,一旦曲张的静脉破裂可引起上消化道大出血,表现为呕血和黑便,是门静脉高压病最危险的并发症。由于肝功能损害引起凝血功能障碍,加之脾功亢进引起的血小板减少,因此出血不易自止;②脐周围的上腹部皮下静脉曲张;③直肠下、肛管静脉曲张形成痔。

(3)腹水:是由于门静脉压力增高,使门静脉系统毛细血管床滤过压增高;同时肝硬化引起的低蛋白血症,造成血浆胶体渗透压下降;及淋巴液生成增加,使液体从肝表面、肠浆膜面漏入腹腔形成腹水。此外,由于中心血流量减少,刺激醛固酮分泌过多,导致水、钠潴留而加剧腹水形成。

(4)肝性脑病:门静脉高压症时由于门静脉血流绕过肝细胞或肝实质细胞功能严重受损,导致有毒物质(如氨、硫醇、γ-氨基丁酸)不能代谢与解毒而直接进入体循环,从而对脑产生毒性作用并出现精神综合征,称为肝性脑病,是门静脉高压的并发症之一。肝性脑病常因胃肠道出血、感染、大量摄入蛋白质、镇静药物、利尿剂而诱发。

(5)其他:可伴有肝大、黄疸、蜘蛛病、肝掌、男性乳房发育、睾丸萎缩等。

(三)心理-社会状况

患者因反复发作、病情逐渐加重、面临手术、担心出现严重并发症和手术后的效果而有恐惧心理。另外由于治疗费用过高,长期反复住院治疗,生活工作严重受限产生长期的焦虑情绪。

(四)辅助检查

(1)血常规:脾功亢进时,血细胞计数减少,以白细胞计数降至 $3×10^9$ 个/L 以下和血小板计数至 $(70~80)×10^9$ 个/L 以下最为明显。出血、营养不良、溶血、骨髓抑制都可引起贫血。

(2)肝功能检查:常有血浆清蛋白降低,球蛋白增高,白、球比例倒置;凝血酶原时间延长;还应做乙型肝炎病原学和甲胎蛋白检查。

(3)食管吞钡 X 线检查:在食管为钡剂充盈时,曲张的静脉使食管及胃底呈虫蚀样改变,曲张的静脉表现为蚯蚓样或串珠状负影。

(4)腹部超声检查:可显示腹水、肝密度及质地异常、门静脉扩张。

(5)腹腔动脉造影的静脉相或直接肝静脉造影:可以使门静脉系统和肝静脉显影,确定静脉受阻部位及侧支回流情况,还可以为手术提供参考资料。

(五)治疗要点

外科治疗门静脉高压症主要是预防和控制食管胃底曲张静脉破裂出血。

1.食管胃底曲张静脉破裂出血

治疗主要包括非手术治疗和手术治疗。

(1)非手术治疗:①常规处理,绝对卧床休息,立即建立静脉通道,输液、输血扩充血容量;维持呼吸道通畅,防止呕吐物引起窒息或吸入性肺炎。②药物止血,应用内脏血管收缩药,常用药物有垂体后叶素、三甘氨酰酸加压素和生长抑素。③内镜治疗,经纤维内镜将硬化剂直接注入曲张静脉,使之闭塞及黏膜下组织硬化,达到止血和预防再出血目的。④三腔管压迫止血,利用充气的气囊分别压迫胃底和食管下段的曲张静脉,达到止血目的。⑤经颈静脉肝内门体分流术,采用介入放射方法,经颈静脉途径在肝内静脉与门静脉主要分支间建立通道,置入支架以实现门体分流。主要适用于药物和内镜治疗无效、肝功能差不宜急诊手术的患者,或等待肝移植的患者。

(2)手术治疗:上述治疗无效时,应采用手术治疗,多主张行门-奇静脉断流术,目前多采用脾切除加贲门周围血管离断术;若患者一般情况好,肝功能较好的可行急诊分流术。血吸虫性肝硬化并食管胃底静脉曲张且门脉压力较高的,主张行分流术常用术式有门静脉-下腔静脉分流术,脾检查肾静脉分流术。

2.严重脾大,合并明显的脾功能亢进

多见于晚期血吸虫病,也见于脾静脉栓塞引起的左侧门静脉高压症。这类患者单纯脾切除术效果良好。

3.肝硬化引起的顽固性腹水

有效的治疗方法是肝移植。其他方法包括 TIPS 和腹腔-上腔静脉转流术。

4.肝移植

已成为外科治疗终末期肝病的有效方法,但供肝短缺,终身服用免疫抑制药的危险,手术风险,及费用昂贵,限制了肝移植的推广。

二、护理诊断

(一)焦虑或恐惧

其与担心自身疾病的愈后不良,环境改变,对手术效果有疑虑,害怕检查、治疗有关。

(二)有窒息的危险

其与呕吐、咯血和置管有关。

(三)体液不足

其与呕吐、咯血、胃肠减压、不能进食有关。

(四)营养失调

其与摄入低于人体需要量有关。

(五)潜在并发症

上消化道大出血、肝性脑病。

三、护理目标

患者无焦虑和恐惧心情,无窒息发生,能得到及时的营养补充,肝功能及全身营养状况得到改善,体液平衡得到维持,无上消化道大出血、肝性脑病等并发症发生。

四、护理措施

(一)非手术治疗及术前护理

1.心理护理

通过谈话、观察等方法,及时了解患者心理状态,医护人员要针对性地做好解释及思想工作,多给予安慰和鼓励,使之增强信心、积极配合,以保证治疗和护理计划顺利实施。对急性上消化道大出血患者,要专人看护,关心体贴。工作中要冷静沉着,抢救操作应娴熟,使患者消除精神紧张和顾虑。

2.注意休息

术前保证充分休息,必要时卧床休息。可减轻代谢方面的负担,能增进肝血流量,有利于保护肝功能。

3.加强营养,采取保肝措施

(1)给低脂、高糖、高维生素饮食,一般应限制蛋白质饮食量,但肝功尚好者可给予富含蛋白质饮食。

(2)营养不良、低蛋白血症者静脉输给支链氨基酸、人血清蛋白或血浆等。

(3)贫血及凝血机制障碍者可输给鲜血,肌内注射或静脉滴注维生素 K。

(4)适当使用肌苷、辅酶 A、葡醛内脂(肝泰乐)等保肝药物,补充维生素 B、维生素 C、维生素 E,避免使用巴比妥类、盐酸氯丙嗪、红霉素等有害肝功能的药物。

(5)手术前 3~5 日静脉滴注 GIK 溶液(即每日补给葡萄糖200~250 g,并加入胰岛素及氯化钾),以促进肝细胞营养储备。

(6)在出血性休克及合并较重感染的情况下应及时吸氧。

4.防止食管胃底曲张静脉破裂出血

避免劳累及恶心、呕吐、便秘、咳嗽等使腹内压增高的因素;避免干硬食物或刺激性食物(辛辣食物或酒类);饮食不宜过热;口服药片应研成粉末冲服。手术前一般不放置胃管,必要时选细软胃管充分涂以液状石蜡,以轻巧手法协助患者徐徐吞入。

5.预防感染

手术前 2 日使用广谱抗生素。护理操作要遵守无菌原则。

6.分流手术前准备

除以上护理措施外,手术前 2~3 天口服新霉素或链霉素等肠道杀菌剂及甲硝唑,减少肠道氨的产生,防止手术后肝性脑病;手术前 1 日晚清洁灌肠,避免手术后肠胀气压迫血管吻合口;脾-肾静脉分流术前要检查明确肾功能正常。

7.食管胃底静脉曲张大出血三腔管压迫止血的护理

(1)准备:置管前先检查三腔管有无老化、漏气,向患者解释放置三腔管止血的目的、意义、方法和注意事项,以取得患者的配合;将食管气囊和胃气囊分别注气约 150 mL 和 200 mL,观察后气囊是否膨胀均匀、弹性良好,有无漏气,然后抽空气囊,并分别做好标记备用。

(2)插管方法:管壁涂液体石蜡,经患者一侧鼻孔或口腔轻轻插入,边插边嘱患者做吞咽动作,直至插入 50~60 cm;用注射器从胃管内抽得胃液后,向胃气囊注入 150~200 mL 空气,用止血钳夹闭管口,将三腔管向外提拉,感到不再被拉出并有轻度弹力时,利用滑车置在管端悬以0.5 kg重物做牵引压迫。然后抽取胃液观察止血效果,若仍有出血,再向食管气囊注入 100～150 mL 空气以压迫食管下端。置管后,胃管接胃肠减压器或用生理盐水反复灌洗,观察胃内有无新鲜血液吸出。若无出血,同时脉搏、血压渐趋稳定,说明出血已得到控制;反之,表明三腔管压迫止血失败。

(3)置管后护理:①患者半卧位或头偏向一侧,及时清除口腔、鼻咽腔分泌物,防止吸入性肺炎;②保持鼻腔黏膜湿润,观察调整牵引绳松紧度,防止鼻黏膜或口腔黏膜长期受压发生糜烂、坏死;三腔管压迫期间应每 12 小时放气 10～20 分钟,使胃黏膜局部血液循环暂时恢复,避免黏膜因长期受压而糜烂、坏死;③观察、记录胃肠减压引流液的量、颜色,判断出血是否停止,以决定是否需要紧急手术;若气囊压迫 48 小时后,胃管内仍有新鲜血液抽出,表明压迫止血无效,应紧急手术止血;④床旁备剪刀,若气囊上移阻塞呼吸道,可引起呼吸困难甚至窒息,应立即剪断三腔管;⑤拔管,三腔管放置时间不宜超过 3～5 天,以免食管、胃底黏膜长时间受压而缺血、坏死。气囊压迫 24 小时如出血停止,可考虑拔管。放松牵引,先抽空食管气囊、再抽空胃气囊,继续观察 12～24 小时,若无出血,让患者口服液体石蜡 30～50 mL,缓慢拔出三腔管;若再次出血,可继续行三腔管压迫止血或手术。

(二)术后护理

(1)观察病情变化:密切注视有无手术后各种并发症的发生。

(2)防止分流术后血管吻合口破裂出血,48 小时内平卧位或 15°低半卧位;翻身动作宜轻柔;一般手术后卧床 1 周,做好相应生活护理;保持排尿排便通畅;分流术后短期内发生下肢肿胀,可予适当抬高。

(3)防止脾切除术后静脉血栓形成,手术后 2 周内定期或必要时隔天复查 1 次血小板计数,如超过 $600×10^9$/L 时,考虑给抗凝处理,并注意用药前后凝血时间的变化。脾切除术后不再使用维生素 K 及其他止血药物。

(4)饮食护理,分流术后应限制蛋白质饮食,以免诱发肝性脑病。

(5)加强护肝,警惕肝性脑病:遵医嘱使用高糖、高维生素、能量合剂,禁用有损肝功能的药物。对分流术后患者,特别注意神志的变化,如发现有嗜睡、烦躁、谵妄等表现,警惕是肝性脑病发生,及时报告医师。

(三)健康指导

指导患者保持心情乐观愉快,保证足够的休息,避免劳累和较重体力劳动;禁忌烟酒、过热、刺激性强的食物;按医嘱使用护肝药物,定期来医院复查。

五、护理评价

患者有无焦虑和恐惧心情,有无窒息发生,能否得到及时的营养补充,肝功能及全身营养状况是否得到改善,体液平衡是否得到维持,有无上消化道大出血、肝昏迷等并发症发生。

第三节　急性胰腺炎

一、概述

(一)概念

急性胰腺炎是指胰腺及其周围组织被胰腺所分泌的消化酶自身消化所引起的急性化学炎症。在不同的病理阶段,可不同程度地波及邻近组织和其他脏器系统。根据病情的程度不同,分为轻型(急性水肿型)、重型(出血坏死型)。重型病情凶险,病死率高。

(二)病因病理

急性胰腺炎病因复杂,一般认为胆汁、胰液逆流和胰酶损害胰腺组织在发病中起重要作用。胆道疾病引起壶腹部阻塞,胆汁反流入胰管诱发胰实质损伤是最常见的病因;酒精中毒、暴饮暴食刺激胰液过量分泌;外伤、手术及代谢异常和某些药物、病毒感染等也可引起胰腺炎。急性重症胰腺炎的病理变化以广泛的胰腺坏死、出血为特征,伴轻微炎症反应。胰腺高度充血水肿、质软、包膜下有出血斑或血肿,呈暗红或紫黑色,严重者胰腺变黑,分叶结构模糊。腹腔内有血性腹水或血性浑浊渗液。胰腺周围组织可见散的黄白色皂化斑或小块状的脂肪坏死灶。重症胰腺炎病程一般归纳为 3 期:①急性反应期,起病至发病 2 周左右;②全身感染期,发病 2 周至 2 个月;③残余感染期,发病 2～3 个月以后。

(三)临床表现

1.腹痛

腹痛是主要临床症状。突然发作的持续性、刀割样剧痛,始于中上腹或偏左,向背部放射,累及全腹时,呈束带状向腰背部放射。饮酒诱发的胰腺炎腹痛常于醉酒后 12～48 小时时出现;胆源性的胰腺炎常在饱餐后发作。

2.恶心、呕吐

呕吐剧烈而频繁,常与腹痛伴发,甚至出现持续性呕吐。呕吐物为胃十二指肠内容物,偶可伴咖啡样内容物。

3.腹胀

腹胀是重症胰腺炎的重要体征之一。早期因反射性肠麻痹引起,严重时,由腹膜炎症刺激所致,腹水时腹胀更明显。

4.腹膜炎体征

重症胰腺炎时明显,上腹部广泛压痛,以左侧明显并有肌紧张、反跳痛。

5.皮下出血

皮下出血仅见于急性重症胰腺炎,病后数天出现。系外溢的胰液沿组织间隙渗入腹壁下,使皮下脂肪溶解,毛细血管破裂出血所致。可在季肋或腰部形成蓝-棕色斑(Crey-Turner 征)或脐周蓝色改变(Cullen 征)。

6.高热

胰腺坏死伴感染时,高热是主要症状之一。

7.休克

重症胰腺炎患者出现脉搏细速、血压下降等休克症状。有时以突然休克为主要表现。

(四)辅助检查

1.实验室检查

发病 24 小时内血清淀粉酶明显升高,7 天内降至正常;尿淀粉酶升高有诊断意义。严重的重症胰腺炎时淀粉酶值不高。血清脂肪酶明显升高是诊断急性胰腺炎的客观指标。血清钙能反映病情程度及预后,起病 2～5 天,血钙低于 1.87 mmol/L,当降为 1.75 mmol/L 以下时,患者死亡率较高。

2.腹部 B 超检查

重症胰腺炎胰腺组织回声不均匀。

3.腹部 X 线检查

腹部 X 线检查可见横结肠、胃充气扩张,左侧膈肌升高,左下胸腔积液等。

4.腹部 CT 检查

腹部 CT 检查是敏感的确诊方法。可见胰腺增大、水肿、坏死液化、胰腺周围组织模糊、增厚并积液,还可发现胰腺脓肿、假囊肿或坏死等并发症。

5.腹腔穿刺

诊断困难者可行腹腔穿刺。穿刺液呈血性混浊,可见脂肪小滴,并发感染时呈脓性。穿刺液颜色深或淀粉酶测定值高于血清淀粉酶水平,均表示胰腺炎严重。

(五)诊断要点

在明确急性胰腺炎的基础上,具备以下特点即可确诊:①体温>38.5 ℃;②收缩压<12.0 kPa(90 mmHg);③脉搏>120 次/分;④弥漫性腹膜炎;⑤白细胞<15×10^9;⑥诊断性腹穿阳性。

(六)治疗原则

减少及抑制胰腺分泌,纠正水电解质紊乱,维持有效血容量,控制感染。清除坏死组织及渗出液,去除原发病灶,预防和治疗并发症。

二、护理评估

(一)术前评估

1.健康史

(1)个人情况:患者年龄、性别、职业、生活及饮食习惯(发病前有无饮酒、暴饮暴食,有无嗜油腻饮食)。

(2)既往史:患者既往有无胆道疾病、高脂血症、高钙血症、甲状旁腺功能亢进、长期酗酒等病史;有无使用药物(磺胺类、噻嗪类药物、糖皮质激素)等情况。

2.身体状况

(1)有无生命体征、意识、皮肤黏膜及尿量改变。

(2)腹痛的性质、程度、时间及部位。

(3)呕吐次数、呕吐物的量及性状。

(4)有无腹部肿块、腹膜刺激征及移动性浊音。

(5)体重有无下降及消瘦。

(6)有无休克和重要器官、系统功能损害。

(7)实验室检查、影像学及腹腔穿刺结果有哪些异常发现。

3.心理-社会状况

(1)患者及家属是否了解胰腺炎的治疗方法。

(2)患者是否担心胰腺炎的预后。

(3)患者和家属对疾病的接受程度、家庭社会对治疗支持程度。

(4)患者及家属是否知晓胰腺炎的预防方法。

(二)术后评估

麻醉及手术方式,术中出血、补液、输血情况;评估患者的生命体征;评估患者腹部症状、体征,伤口情况及引流情况;评估患者全身营养情况、病情及恢复情况;评估患者有无术后出血、胰瘘、胆瘘、肠瘘,腹腔或胰腺脓肿、感染、休克、多器官功能障碍综合征(MODS)等并发症发生。

三、护理诊断

(一)疼痛

与胰腺及其周围组织炎症、胆道梗阻及狭窄有关。

(二)营养失调:低于机体需要量

与呕吐、禁食、胃肠减压及大量消耗有关。

(三)焦虑

与起病急、病情凶险、病程迁延,反复疼痛及腹泻有关。

(四)潜在并发症

出血、胰瘘、胆瘘、肠瘘、腹腔或胰腺脓肿、感染、休克、多器官功能障碍综合征。

四、护理措施

(一)非手术治疗的护理

1.缓解疼痛

(1)禁食、持续胃肠减压以减少胰液分泌,减轻消化液对胰腺和周围组织的刺激。

(2)疼痛剧烈时,遵医嘱给予解痉、镇痛药物,如山莨菪碱或阿托品加哌替啶肌内注射,还可肌内注射异丙嗪加强镇静效果。禁用吗啡止痛,以免引起 Oddi 括约肌痉挛。

(3)遵医嘱用抑肽酶、奥曲肽、生长抑素及西咪替丁等抑制胰液分泌及抗胰酶药物。

(4)用药期间注意观察腹痛缓解程度和药物不良反应。

(5)协助患者弯曲膝盖,靠近胸部以缓解疼痛;按摩背部,增加舒适感,减轻疼痛。

2.维持水、电解质及酸碱平衡

(1)病情监测:严密观察生命体征、神志、皮肤黏膜温度和色泽;准确记录24 小时出入量,必要时监测中心静脉压和每小时尿量;监测电解质、酸碱平衡。

(2)输液、补充血容量:遵医嘱给予静脉输液;若患者发生休克,迅速建立2 条及以上静脉通路,补液扩容,必要时输注全血、血浆代用品、低分子右旋糖酐,应用升压药物等,尽快恢复有效循环血量。

(3)重症急性胰腺炎患者易发生低钾、低钙血症,应根据病情及时补充。

3.营养支持

急性胰腺炎患者禁食期间给予肠外营养支持。

（1）轻型急性胰腺炎：一般1周后可开始进食无脂低蛋白流质，逐渐过渡至低脂饮食。

（2）重型急性胰腺炎：病情稳定、淀粉酶正常及肠麻痹消失后，可通过鼻空肠营养管或空肠造瘘管行肠内营养支持，逐步过渡至全肠内营养或经口进食。

（3）慢性胰腺炎：给予高蛋白、高维生素及低脂饮食，保证热量，控制糖的摄入，必要时给予肠外和肠内营养支持。

4.控制感染

（1）遵医嘱使用敏感、能通过血胰屏障的抗菌药物。

（2）做好基础护理，预防肺、口腔和尿路感染。

（3）发热患者给予物理降温，如冰敷、温水或乙醇擦浴，必要时给予药物降温。

5.心理护理

由于病情凶险、病程长、病情反复及费用等问题，患者易产生恐惧、悲观消极情绪。因此，应多关心患者，及时了解其需要，尽可能满足患者日常需求，帮助患者调整心态，使患者树立战胜疾病的信心，积极配合治疗。

（二）手术治疗的护理

急性胰腺炎最常用手术方法是行胰腺和胰周坏死组织清除引流术，若为胆源性胰腺炎，则应同时解除胆道梗阻，畅通引流。慢性胰腺炎手术包括胆道手术、胰肠空肠侧-侧吻合术、胰腺切除术等，本节主要介绍行胰腺和胰周坏死组织清除引流术的护理。

1.术前护理

协助做好术前检查，术前常规准备；缓解患者疼痛，维持水、电解质及酸碱平衡，给予营养支持，控制感染等。

2.术后护理

（1）病情观察：观察生命体征、面色、意识、尿量及腹部体征，敷料有无渗血、渗液，各引流管固定情况及引流液的性状和量；注意监测血糖有无异常。

（2）休息与体位：麻醉作用消失、生命体征平稳后取半坐卧位，以利呼吸和引流；重症患者卧床期间做好基础护理，勤翻身，促进有效排痰；进行肌肉和关节功能锻炼，减少并发症。

（3）引流管护理：主要包括胃管、腹腔双套管、T管、胰周引流管、空肠造瘘管、胃造瘘管及尿管等。应在引流管上标注管道名称和放置时间，分清引流管放置部位及作用；各引流管与相应的引流装置正确连接并妥善固定，保持引流通畅，定期更换引流装置，观察和记录各引流液的性状和量。

1）腹腔双套管灌洗引流护理：目的是冲洗坏死脱落组织、黏稠的脓液或血块。①持续腹腔灌洗，保持引流通畅。用生理盐水或林格液（可加抗菌药物）灌洗，现配现用，冲洗速度为20～30滴/分。持续低负压吸引，负压不可过大，以免损伤内脏组织和血管。②观察引流液的颜色、量及性状。引流液开始为含血块、脓液及坏死组织的暗红色混浊液体；2～3日后颜色逐渐变淡、清亮。若引流液呈血性，伴脉速和血压下降，应考虑大血管受腐蚀破裂引起继发出血；若引流液含有胆汁、胰液，应警惕胆瘘、胰瘘的发生。均应及时通知医师处理。③保护皮肤，引流管周围涂氧化锌软膏保护，以防胰液腐蚀。④预防感染，注意无菌操作，定期更换引流管与引流瓶（袋），防止逆行感染。引流液呈脓性时，可用三腔管或双腔管灌洗，及时清洗管内脓痂。⑤维持出入量平衡，准确记录冲洗液和引流液量，保持出入量平衡。⑥拔管指征。患者体温和白细胞计数正常，腹腔引流液少于5 mL/d，引流液淀粉酶测定值正常，经腹腔B超或CT检查后无脓腔形成可考虑拔管。保持拔管后局部敷料清洁、干燥。

2）鼻空肠营养管或空肠造瘘管护理：目的是通过空肠造瘘管行肠内营养。①妥善固定，防止管道脱出。②保持管道通畅，营养液滴注前后使用生理盐水或温开水冲洗管道，持续输注时每4小时冲洗管道1次，出现滴注不畅或管道堵塞时，可用生理盐水或温水行"压力冲洗"或负压抽吸。输注营养液时注意输注速度、浓度及温度；营养液现配现用，使用时间不超过24小时；观察血糖、有无腹胀、腹泻等并发症。

（三）术后并发症的观察和护理

1.出血

（1）观察：出血多为手术创面的活动性出血、感染坏死组织侵犯引起的消化道大出血、消化液腐蚀引起的腹腔大血管出血或应激性溃疡等。应密切观察血压、脉搏及其他生命体征变化；观察有无血性液体从胃管、腹腔引流管或手术切口流出，患者有无呕血、黑便或血便。

（2）护理：①安慰患者；②保持引流通畅，准确记录引流液的颜色、量和性质；③遵医嘱输血、使用止血和抑酸药物；必要时行急诊手术治疗。

2.胰瘘和胆漏

（1）观察：患者出现腹痛、持续腹胀、发热、腹腔引流管或伤口流出无色清亮液体或胆汁样液体时，警惕发生胰瘘或胆漏。

（2）护理：①取半坐卧位，保持引流通畅；②根据胰瘘或胆漏程度，采取禁食、胃肠减压及静脉泵入生长抑素等措施，必要时作腹腔灌洗引流；③准确记录；④保护腹壁瘘口周围皮肤清洁干燥，用凡士林纱布覆盖或氧化锌软膏涂抹。

3.肠瘘

（1）观察：出现明显腹膜刺激征，引出粪便样液体或肠内营养液时，应考虑肠瘘。

（2）护理：①持续灌洗，低负压吸引，保持引流通畅；②纠正水、电解质紊乱，加强营养支持；③指导患者正确使用造口袋，保护瘘口周围皮肤。

（四）健康教育

1.减少诱因

治疗胆道疾病，少量多餐，嘱患者低脂肪饮食，勿暴饮暴食，忌食刺激、辛辣及油腻食物，戒酒，预防感染。

2.休息与活动

劳逸结合，保持良好心情，避免疲劳和情绪激动。

3.控制血糖、血脂及体重

告知患者血糖、血脂及体重过高易诱发胰腺炎，注意检测血糖、血脂，必要时使用药物控制；控制体重，肥胖患者适度减肥。

4.带 T 管出院者的自我护理与观察

（1）自我护理：①穿宽松柔软的衣服，防止 T 管受压或扭曲；②妥善固定管道，避免提举重物或过度活动；③保持引流通畅；④预防感染；⑤禁止盆浴，淋浴时可用塑料薄膜覆盖引流管处，以免感染。

（2）自我观察：若出现腹痛、发热、黄疸、引流液异常或管道脱出等情况，随时就诊。

5.随访指导

告知患者来院复诊的时间，若出现腹部包块、腹痛、腹胀、呕吐及糖尿病症状等应及时就诊。

五、护理评价

（1）患者的疼痛程度减轻。

（2）患者的营养状况得到改善，无明显体重下降。

（3）患者的焦虑程度减轻，积极配合治疗与护理。

（4）患者是否出现并发症，若有并发症发生应得到及时发现和处理。

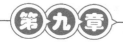

骨科常见病护理

第一节 锁骨骨折

一、基础知识

(一)解剖生理

锁骨又名"锁子骨""缺盆骨",位于胸廓前上部两侧,全骨浅居皮下,桥架于胸骨与肩峰之间,是联系肩胛带与躯干的唯一支架。其骨干较细,内侧2/3呈三棱棒形,凸向前,有胸锁乳突肌和胸大肌附着,中外1/3交界处是骨折的好发部位。锁骨的功能是支持肩胛骨,使上肢骨与胸廓之间保持一定的距离,从而保证上肢的灵活运动。骨折后,近折端受胸锁乳突肌的牵拉而向上向后移位,远折端因上肢本身重量牵拉而向下移位,又因胸大肌、斜方肌、背阔肌的牵拉而向前向内移位,造成断端重叠(图9-1)。锁骨骨折可发生于各种年龄,但多见于儿童及青壮年,约有2/3为儿童患者,又以幼儿多见。

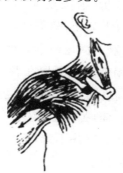

图9-1 锁骨骨折

（二）病因

直接暴力和间接暴力均可造成锁骨骨折，但多由间接暴力所致。

（三）分类

1.横断骨折

跌倒时肩部外侧或手掌先着地，向上传导的外力经肩锁关节传至锁骨而发生骨折，以斜形或横断骨折为多。除有重叠移位，内侧段因胸锁乳突肌的牵拉向后上方移位，外侧段则由于上肢的重力和胸大肌、斜方肌、三角肌的牵拉而向前下方移位。

2.青枝骨折

幼儿骨质柔嫩而富有韧性，多发生青枝骨折。

3.粉碎骨折

直接暴力所致者，多因棒打、撞击等外力直接作用于锁骨而造成横断或粉碎骨折。粉碎骨折若严重移位，骨折片向下、向内移位时刺破胸膜或肺尖，可造成气胸、血胸。

（四）临床表现

骨折后局部疼痛、肿胀明显，锁骨上、下窝变浅或消失，骨折处异常隆起，出现功能障碍，患肩下垂并向前、内倾斜。患者常以健手托着患侧肘部，以减轻上肢重力牵拉而引起的疼痛。幼儿如不愿活动上肢，穿衣伸袖时哭闹，提示有锁骨骨折。X线检查可了解骨折和移位情况。

二、治疗原则

（1）幼儿青枝骨折用三角巾悬吊即可，有移位骨折用"8"字绷带固定1～2周。

（2）少年或成年人有移位骨折，手法复位"8"字石膏固定。手法复位可在局麻下进行。患者坐在木凳上，双手叉腰，肩部外旋后伸挺胸，医师站于背后，一脚踏在凳上，顶在患者肩胛间区，双手握住两肩向后、向外、向上牵拉纠正移位。复位后用纱布棉垫保护腋窝，用绷带缠绕两肩在背后交叉呈"8"字形，然后用石膏绷带同样固定，使两肩固定在高度后伸、外旋和轻度外展位置。固定后即可练习握拳、伸屈肘关节及双手叉腰后伸，卧木板床休息，肩胛区可稍垫高，保持肩部后伸。3～4周后拆除。锁骨骨折复位并不难，但不易保持位置，愈合后上肢功能无影响，所以临床不强求解剖复位。

（3）锁骨骨折合并神经、血管压迫症状，畸形愈合影响功能，不愈合或少数要求解剖复位者，可切开复位内固定。

三、护理

(一)护理要点

(1)手法复位固定患者,要经常检查固定情况,既保持有效固定,又不能压迫腋窝。若发现患肢有麻木、发凉、运动障碍时,说明固定过紧,压迫血管神经,应及时调整固定。

(2)对粉碎性骨折,不必强行按压碎片使之复位,以防其刺伤肺尖及臂丛神经。对此种类型患者要严密观察呼吸及患肢运动情况,以便及时发现有无气、血胸及神经症状。

(3)术后患者要严密观察伤口渗血及末梢血循、感觉、运动情况,发现问题及时记录并处理。

(4)保持正常固定姿势。复位后,站立时保持挺胸提肩,卧位时应去枕仰卧于硬板床上。两肩胛间垫一窄枕,以使两肩后伸、外展,维持良好的复位位置。局部未加固定的患者,不可随便更换卧位。

(二)护理问题

有肩关节强直的可能。

(三)护理措施

(1)向患者解释功能锻炼的目的是促进气血运行,防止患肢肿胀,避免肩关节僵直,以取得患者配合。

(2)正确适时指导患者功能锻炼。

(四)出院指导

(1)锁骨骨折复位固定后,极少发生骨折不愈合,即使复位稍差,骨折畸形愈合,也不影响上肢功能,应先向患者及家属说明情况。

(2)复位固定后即出院的患者,应告诉其保持正确姿势,早期禁止做肩前屈动作,防止骨折移位;解除外固定出院的患者,应告诉其全面练习肩关节活动的要求:首先分别练习肩关节每个方向的动作,重点练习薄弱方面如肩前屈,活动范围由小到大,次数由少到多,然后进行各方面动作的综合练习,如肩关节环转活动,两臂做"箭步云手"等。不可过于急躁,活动幅度不可过大,力量不可过猛,以免造成软组织损伤。

(3)按时用药,患者出院时将药的名称、剂量、时间、用法、注意事项,向患者介绍清楚。

(4)饮食调养,骨折早期宜进清淡可口、易消化的半流食或软食;骨折中后期,饮食宜富有营养,增加钙质、胶质和滋补肝肾食品。

(5)注意休息,保持心情愉快,勿急躁。

第二节　肱骨干骨折

一、基础知识

（一）解剖生理

肱骨干是指肱骨外科颈下 1 cm 至肱骨髁上 2 cm 之间的部分，肱骨干中下 1/3 交界处后外侧有桡神经沟，此处骨折易损伤桡神经；肱骨中段有营养动脉穿入下行，中段以下骨折易损伤营养血管而影响骨折愈合。此外，肱骨干骨折有时也伤及由上臂经过的肱动脉、肱静脉、正中神经和尺神经。

（二）病因

直接暴力和间接暴力均可造成肱骨干骨折，肱骨干的上 1/3、中 1/3 骨质较为坚硬。该段骨折多由直接暴力引起，如棍棒打击、重物挤压和机器缠绞等，折线多为横断或粉碎。肱骨干周围有许多肌肉附着，由于肩部和上臂周围肌肉牵拉，在不同平面的骨折可造成不同方向的移位。

（三）分类

1.肱骨干上 1/3 骨折

骨折线若在胸大肌附着点以下，三角肌止点以上，则近折端受三角肌、喙肱肌、肱二头肌和肱三头肌的牵拉而向上向外移位。

2.肱骨干中 1/3 骨折

骨折线若在三角肌止点以下，近折端受三角肌牵拉向前、向外移位，远折端受肱二头肌、肱三头肌牵拉而向上移位。如患者将患肢屈肘悬于胸前，远折端将向内旋转移位。

3.肱骨干下 1/3 骨折

多为间接暴力引起，折线多为斜形或螺旋形，暴力方向、前臂和肘关节的位置不同可引起不同移位，大多都有成角移位（图 9-2）。

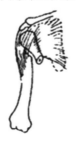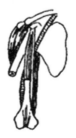

图 9-2　肱骨干骨折

（四）临床表现

伤后患臂疼痛、肿胀明显、活动障碍,患肢不能抬举,局部有明显环形压痛和纵向叩击痛。检查时必须注意腕及手指的功能,以便确定是否合并有神经损伤。肱骨中下 1/3 骨折常易合并桡神经损伤,桡神经损伤后可出现腕下垂、掌指关节不能伸直、拇指不能伸展,手背第 1、2 掌骨间(虎口区)皮肤感觉障碍。

二、治疗原则

（一）手法复位小夹板固定

肱骨干各型骨折均可在局麻下或臂丛麻醉下行手法整复,根据 X 片移位情况,分析受伤机制,采取复位手法。麻醉后,纵向牵引纠正重叠,推按骨折两断端复位,小夹板固定。长管型石膏也可固定,但限制肩、肘关节活动。若石膏过重造成骨端分离,影响骨折愈合。

（二）骨折合并桡神经损伤

骨折无移位,神经多为挫伤,用小夹板或石膏固定,观察 1～3 个月,神经无恢复可手术探查。骨折移位明显,桡神经有嵌入骨折断端可能。手法复位可造成神经断裂,应特别小心。手术探查神经时,同时做骨折复位内固定。晚期神经损伤多为压迫或粘连,应考虑手术治疗。

（三）开放骨折

伤势轻、无神经受损,可彻底清创,关闭伤口,闭合复位外固定,变开放伤为闭合伤。伤情重、错位多可彻底清创,探查神经、血管,同时复位固定骨折。

（四）陈旧性肱骨干骨折不愈合

肱骨干骨折无论用石膏或小夹板固定,都因肢体重量悬吊作用很少发生重叠、旋转及成角畸形,而因牵拉过度造成延迟愈合或不愈合者则多见,用石膏固定尤为常见。治疗肱骨干骨折时,要注意骨折断端分离,早期发现及时处理。已经不愈合者,应手术内固定并植骨促进愈合。

三、护理要点

（一）非手术治疗及术前护理

（1）减轻或预防不良情绪。

（2）给予高蛋白、高热量、高维生素、含钙丰富的饮食。

（3）U 形石膏托固定时可平卧。患肢以枕垫起,悬垂固定,2 周内只能取坐位或半坐位。

（4）合并桡神经损伤者应注意预防皮肤溃疡。

（5）外固定期间注意观察伤肢血液循环；合并桡神经损伤者观察感觉和运动功能恢复情况；注意肱动脉、肱静脉损伤情况。如发生可出现肢端皮肤苍白、皮温低、肿胀、发绀、湿冷等。

（6）功能锻炼：①早、中期，骨折固定后立即进行伤臂肌肉的舒缩活动。握拳、腕伸屈及主动耸肩等动作，每天3次。②晚期，去除固定后逐渐行摆肩。肩屈伸、内收、外展、内外旋等练习。

（二）术后护理

（1）内固定术后或使用外展架固定者，宜半卧位，平卧位时患肢下垫软枕。

（2）疼痛的护理：①找出引起疼痛的原因；②手术切口疼痛可用镇痛药；缺血性疼痛及时解除压迫；感染时及时处理伤口，应用抗生素；③移动时保护患处。

（3）预防血管痉挛：进行神经修复和血管重建术后，可能出现血管痉挛，应做到以下几点。①避免一切不良刺激。②1周内应用扩血管、抗凝药物。③密切观察患肢血液循环变化。④功能锻炼。

四、健康指导

（1）注意保持功能体位。

（2）合并桡神经损伤者遵医嘱服用神经营养药物。

（3）继续进行功能锻炼：复位固定后即可进行手指主动伸屈运动。外固定或手术内固定者，2～3周后进行腕、肘关节的主动运动和肩关节的内收、外展运动；4～6周后进行肩关节的旋转活动。

（4）复诊：U形石膏固定者，肿胀消退后复诊；悬吊石膏固定2周后更换长臂石膏托，维持6周左右；伴桡神经损伤者，定期复查肌电图。

第三节　尺骨鹰嘴骨折

尺骨鹰嘴呈弯曲状突起于尺骨上端，形似鹰嘴。鹰嘴突与冠状突相连而成半月切迹，有较深凹陷的关节面，是肘关节屈伸的枢纽。半月切迹和肱骨滑车组成关节。此部位骨折称为尺骨鹰嘴骨折，又称肘骨骨折、鹅鼻骨骨折。大多为波及半月切迹的关节内骨折。多见于成年人。伤后肘部疼痛，局部肿胀明显，肘关节伸屈活动受限,不能主动伸直或对抗重力。

一、主要治疗

(一)非手术治疗

单纯石膏(或半伸直夹板)外固定,适用于无移位骨折;手法复位经皮穿针固定、手法复位鹰嘴钳固定,适用于有移位骨折。

(二)手术治疗

克氏针张力带钢丝固定和鹰嘴解剖钉板固定,适用于手法整复不成功或陈旧性骨折。

二、护理措施

(1)详细询问病史,了解患者的生活习惯,认真观察患者疼痛性质、部位及肢端血液循环、感觉、运动等情况。并指导和协助其练习健侧肢体适应日常生活,如穿衣、洗脸、梳头、吃饭等。

(2)石膏固定患者,患肢抬高,以利静脉和淋巴回流,严密观察患肢末梢血液循环、感觉、运动等情况,严防压疮形成,保持床铺及石膏的清洁,尽量不要搬动患者,并应及早进行功能锻炼,防止肌肉萎缩。

(3)夹板固定患者,随时注意调节夹板松紧度,保持有效的外固定,固定松紧以布带上下移动 1 cm 为宜。防止压疮及前臂筋膜室综合征发生。

(4)尺骨鹰嘴钳夹固定后,经常检查固定情况,发生滑脱及时报告医师给予处理。闭合穿针夹板外固定者,保持针眼清洁干燥,防止针眼感染,严密观察患肢末梢血液循环、感觉运动情况及尺神经损伤情况,如发现患肢发凉、发紫、小指麻木、感觉迟钝等情况,及时报告医师给予处理。

(5)体位护理:整复或手术后,多采用平卧位,抬高患肢高于心脏水平,以利于静脉回流,减轻肿胀。下床活动时,应先坐起休息 2 分钟适应后再下床,防止因体位改变而发生晕厥。

(6)病情观察:整复或手术后,严密观察患者肢端感觉、血液循环、活动及肿胀的程度,观察有无神经压迫症状,如有手指青紫、肿胀、发麻、发凉等情况,应及时报告医师处理。对儿童更要加强观察。

(7)刀口护理:严密观察刀口渗血情况,如有异常及时报告医师处理。

(8)功能锻炼:无移位或轻度移位骨折,通过主动锻炼活动,可获得良好的功能恢复。骨折复位或手术后即开始做手指、腕关节伸屈活动,如五指起落、左右摆掌、上翘下钩等,每天 2～3 次,每次 5～10 分钟。中期(2～3 周)继续上述锻炼,加做肩关节锻炼及上肢肌肉舒缩活动。后期(4周)外固定解除后,做肘关节伸屈、前臂旋转活动。

(9)出院指导:①按医嘱服用接骨续筋药物,以促进骨折愈合,如三七接骨丸等。将药品的名称、剂量、时间、用法、注意事项,向患者介绍清楚。②嘱患者加强营养,如肾阳虚者多食温补食品,如羊肉、猪肉、桂圆等;肝肾阴虚者多食清补之品,如山药、鸭肉、牛肉、百合、枸杞等;一般患者可食核桃、瘦肉、骨头汤、黑芝麻等补肝肾强筋骨之食品。③嘱患者有计划加强功能锻炼,忌盲目粗暴活动。如有外固定嘱其继续锻炼手指、腕关节、肩关节等部位活动,暂时限制肘关节的活动。④手法整复、闭合穿针夹板固定的患者,会因肿胀消退而固定过松,或者发生钢针脱出等问题,嘱其及时就诊。⑤慎起居,避风寒,注意休息,保持心情愉快,勿急躁。⑥出院1周后来院复查,不适随诊。⑦3个月可恢复正常活动,并逐渐恢复工作。

第四节　桡骨头骨折

桡骨头骨折包括桡骨头部、颈部骨折和桡骨头骨骺分离,亦称桡骨上端骨折,是成年人容易发生的肘部损伤,主要临床表现是肘关节功能障碍及肘外侧局限性压痛和肿胀,前臂旋转时疼痛加重,桡骨头部压痛,可触到骨擦感。骨折轻微时,前臂旋转可不受限,仅有伸肘轻度受限,当骨折超过1/4关节面时,干扰前臂的旋转运动。多发生在平地跌倒或体育运动时致伤。X线检查可明确诊断并能确定骨折类型。

一、主要治疗

(一)非手术治疗
手法复位、石膏外固定。

(二)手术治疗
钢针撬拔复位夹板或石膏外固定、桡骨头切开复位、桡骨头切除、桡骨头假体置换。

二、护理措施

(1)入院时热情接待患者,详细了解受伤原因及部位,及时正确地做好入院评估。

（2）手法复位或手术前做好患者心理支持，尽量消除患者的恐惧情绪，协助患者做好各项检查。

（3）整复或手术前，指导患者宜食高维生素，清淡可口易消化食物，如新鲜蔬菜、米粥、面条等，忌生冷辛辣、油腻、煎炸食物。整复或手术后可根据患者的饮食习惯指导其进食高蛋白、高营养食物如牛奶、鸡蛋、排骨汤、瘦肉、水果、蔬菜等。

（4）手法复位或手术后应严密观察肢体远端血液循环活动和感觉情况，观察夹板或石膏的松紧是否适宜，手术者观察渗血情况。术后30分钟观察1次，4～6次无异常后，4～8小时观察1次，严格交接班。有异常时立即报告医师及时处理。

（5）功能锻炼：整复固定后即可做手指的抓空增力、腕关节伸屈活动，具体方法是将五指尽量伸开，再用力握拳，反复交替进行，患肢做手腕背伸屈曲活动，动作宜慢而有力，伸、屈动作反复交替进行，每天3～4次，每次5～10分钟；禁止做前臂旋转活动。3～4周解除外固定后可做肘关节伸屈活动，前臂旋转活动，每天3～4次，每次5～10分钟，活动度逐渐加大，必要时辅以理疗、中药外洗。

（6）出院指导：①早期出院者嘱患者严密观察肢体远端血液循环活动和感觉情况，观察夹板或石膏的松紧是否适宜；②根据出院时骨折愈合情况继续服用接骨续筋之中成药，如三七接骨丸等；③加强营养，多食骨头汤、鸡蛋、鱼汤等，促进骨折愈合；④外固定解除后加强肘关节的伸曲、旋转活动，以主动锻炼为主，不可强行被动活动；⑤1周后复查，以后根据骨折愈合情况定期复查至痊愈，发现问题及时处理。

第五节　尺桡骨干骨折

尺桡骨干骨折是常见的前臂损伤之一，青少年占多数，骨折后断端可发生重叠、旋转、成角和侧移4种畸形及上下尺桡关节、骨间膜的损伤，治疗时各种畸形均需得到矫正，方能恢复前臂旋转功能。多为直接暴力或重物打击伤或轧伤。临床表现：有明显外伤史，前臂伤后疼痛、肿胀及功能障碍，特别是前臂不能旋转活动,肢体骨折部位的压痛明显,且有肢体环形压痛,局部有明显畸形,有时可触及骨擦音,X 线检查可确诊。

一、主要治疗

(一)非手术治疗

手法复位夹板或石膏外固定。

(二)手术治疗

经皮穿针内固定、切开复位钢板内固定、髓内针内固定。

二、护理措施

(1)入院时热情接待患者,详细了解受伤原因及部位,及时正确地做好入院评估。

(2)了解患者的心理所需,消除其恐惧不安情绪,协助患者做好各项检查。

(3)饮食护理:手法复位或手术前,尊重患者的生活习惯,建议进食高蛋白、高维生素、高纤维易消化饮食,手术当日根据麻醉方式选择进食时间,臂丛神经麻醉者,术前 4~6 小时禁食水;全麻患者术前 8 小时禁食水。术后第 2 日根据患者的饮食习惯,宜食高维生素,清淡可口易消化食物,如新鲜蔬菜、米粥、面条等,忌生冷辛辣、油腻、煎炸食物。后期可根据患者的食欲习惯进食高蛋白如牛奶、鸡蛋、排骨汤、瘦肉、水果、蔬菜等。

(4)手法复位或手术后应抬高患肢,以利肿胀消退。注意观察手的温度、颜色及感觉,并向患者及家属说明注意事项。若手部肿胀严重、皮肤发凉、颜色青紫、疼痛剧烈,则应立即检查夹板或石膏是否固定太紧,必要时去除外固定,警惕发生前臂筋膜室综合征。手术者观察渗血情况,术后 30 分钟观察 1 次,4~6 次无异常后,4~8 小时观察 1 次,连续 3 天,各班床头交接。有异常时及时报告医师给予处理。

(5)功能锻炼:手术或复位固定后即开始进行手指屈伸、握拳活动及上肢肌肉舒缩活动,握拳时要尽量用力,充分伸屈手指,以促进气血运行,使肿胀消退。开始锻炼时活动范围和运动量可略小,以后逐渐增加。2~3 周后,局部肿胀消退,开始进行肩、肘、腕关节的屈伸活动,活动范围、频率逐渐增大,但应避免前臂旋转活动。固定 6~8 周后,前臂可做适当的旋转活动。外固定解除后,配合中药熏洗、全面锻炼患肢功能。

(6)出院指导:①早期出院者嘱患者注意观察肢体远端血液循环活动和感觉情况,观察夹板或石膏的松紧是否适宜;②出院时根据骨折愈合情况,遵医嘱指导患者继续服用药物治疗;③加强营养,促进骨折愈合,多食骨头汤、鸡蛋、鱼汤等;④外固定解除后加强肘关节的伸曲和前臂旋转活动;⑤儿童骨折时,告诉患儿在玩耍时注意保护患肢,防止再次致伤患肢;⑥1周后复查,以后根据骨折愈合情况定期复查至痊愈,发现问题及时处理。

第六节　桡骨远端骨折

桡骨远端骨折指桡骨下端2～3 cm范围内的松质骨骨折,是人体最常见的骨折之一,好发于中年及老年人,女性多于男性。分为科力骨折、史密斯骨折、巴尔通骨折。科力骨折,骨折远端向背侧移位并向桡侧偏,骨折近端相对移向前方,凸向掌侧,大部分患者伤后腕部及手部高度肿胀、压痛,活动受限,常有典型的餐叉样及枪刺样畸形。史密斯骨折,骨折远端向掌侧移位,近端向背侧移位。由于骨折平面与科力骨折相同,而骨折端移位的方向则相反,故又称反科力骨折。可因直接或间接暴力致伤,典型的呈垂状手畸形。巴尔通骨折又称背侧缘劈裂骨折,此类骨折较少见。

一、主要治疗

(一)非手术治疗

夹板或石膏外固定、手指皮牵引或掌骨牵引、手法复位经皮穿针夹板外固定,适用于桡骨远端不稳定及粉碎不十分严重的骨折。

(二)手术治疗

切开复位克氏针交叉内固定、T型钢板内固定,适用于桡骨远端关节内骨折、粉碎性骨折、陈旧性骨折、手法复位失败者。

二、护理措施

(1)入院时详细询问病史,了解患者的生活习惯,帮助、指导其练习健侧肢体适应日常生活,如洗脸、刷牙、吃饭等。教会患者穿脱衣服的方法。

(2)手指牵引患者要注意防止牵引脱落,胶布松紧是否适中,局部皮肤情况,严密观察患肢末梢血液循环、感觉及运动情况。掌骨牵引患者应保持针眼处清洁干燥,牵引过程中加强巡视,经常检查牵引情况,以保持有效牵引,如手指发青、发凉、麻木、肿胀较甚、疼痛难忍者报告医师及时处理。

（3）饮食护理：骨折早期给患者清淡、易消化、温热饮食，如鸡蛋、牛奶、青菜、瘦肉等，忌食辛辣刺激、油腻、生冷及腥发类食物，如辣椒、胡椒等，中晚期给患者滋补肝肾、调和阴阳食物如动物肝脏、牛奶、排骨汤、瘦肉等以促进骨折愈合。

（4）老年患者注意观察患肢疼痛情况，给予无痛护理，手术后及时使用镇痛泵，手术当天遵医嘱及时正确使用止痛药，以防止血压升高，心脏不适。

（5）体位护理：复位或手术后患者卧位时应抬高患肢，高于心脏水平，以利静脉及淋巴回流，减轻肿胀。站立时应将前臂置于中立功能位，屈肘 90°用前臂吊带将患肢悬挂胸前。

（6）病情观察：整复或手术后，严密观察患肢末梢血液循环、感觉、运动情况及桡动脉搏动情况，如有手指青紫、肿胀、发凉、发麻、桡动脉搏动减弱或消失等情况时，报告医师处理。夹板固定的松紧度以绷带上下移动 1 cm 为宜，要随时检查夹板松紧情况，若过紧易引起骨筋膜室综合征，过松则起不到固定作用。

（7）刀口护理：手术后要严密观察刀口渗血情况，如有异常情况报告医师及时处理。

（8）功能锻炼：因该病易发生于中老年人，故功能锻炼十分重要。骨折复位夹板固定后，早期应协助并指导患者做手指及肩、肘关节的活动，如握拳、肘关节的屈伸、耸肩等，每天 2～3 次，每次 5～10 分钟。粉碎性骨折由于关节面遭到破坏，愈合后常易导致创伤性关节炎，拆除外固定后应早期进行腕关节功能锻炼，如腕关节的掌屈、背伸等，每天 3～5 次，每次 5～10 分钟。使关节面得到磨造，改善关节功能，以预防后遗创伤性关节炎。后期解除固定后，做腕关节屈伸、左右侧屈和前臂旋转锻炼，每天 3～5 次，每次 5～10 分钟。

（9）出院指导：①按医嘱服用接骨续筋、活血化瘀药物，如三七接骨丸、仙灵骨葆等，以促进骨折愈合；②合理饮食，多食增加钙质、胶质、滋补肝肾之品，以利骨痂生成；③功能锻炼活动范围由小到大，次数由少到多，循序渐进。不可急于求成，力量不可过大过猛，以免造成骨折再移位。后期外固定解除后，可配合中药熏洗、理疗、按摩等方法，以舒筋活络，通利关节；④注意夹板的松紧情况，以固定布带在夹板外上下移动 1 cm 为宜。如出现手指温度发凉、颜色发紫等情况及时就诊；⑤手法复位后 1 周来院复查，手术患者伤口拆线后 2～4 周来院复查，未拆线患者 1 周来院复查，不适随诊，以防骨折再次移位；⑥注意休息，劳逸结合，保持心情舒畅，以提高机体抵抗力；⑦3 个月后可恢复正常活动，并逐渐恢复工作。

参考文献

［1］李素霞.心内科临床护理与护理技术［M］.沈阳:辽宁科学技术出版社,2020.

［2］刘毅.外科护理技术指导［M］.广州:世界图书出版广东有限公司,2019.

［3］刘楠楠.内科护理［M］.北京:人民卫生出版社,2021.

［4］顾莺.儿科护理诊断及护理评价［M］.上海:世界图书出版上海有限公司,2021.

［5］吴晓琴.神经系统疾病病人护理［M］.杭州:浙江大学出版社,2018.

［6］孙丽博.现代临床护理精要［M］.北京:中国纺织出版社,2020.

［7］张文燕,冯英,柳国芳,等.护理临床实践［M］.青岛:中国海洋大学出版社,2019.

［8］张金兰.实用临床肿瘤护理［M］.沈阳:沈阳出版社,2020.

［9］张兰凤.护理院护理技术［M］.北京:科学出版社,2021.

［10］蔡华娟,马小琴.护理基本技能［M］.杭州:浙江大学出版社,2020.

［11］黄俊蕾,赵娜,李丽沙.新编实用临床与护理［M］.青岛:中国海洋大学出版社,2019.

［12］靳红君.基础护理［M］.长春:吉林科学技术出版社,2018.

［13］张薇薇.基础护理技术与各科护理实践［M］.开封:河南大学出版社,2021.

［14］白志芳.实用临床护理技术与操作规范［M］.长沙:湖南科学技术出版社,2019.

［15］吴欣娟.临床护理常规［M］.北京:中国医药科技出版社,2020.

［16］高清源,刘俊香,魏映红.内科护理［M］.武汉:华中科技大学出版社,2018.

［17］叶志香,吴文君,邵广宇.外科护理［M］.武汉:华中科技大学出版社,2018.

［18］程娟.临床专科护理理论与实践［M］.开封:河南大学出版社,2020.

［19］李勇,郑思琳.外科护理［M］.北京:人民卫生出版社,2019.

［20］夏琳琳.现代儿科护理思维［M］.长春:吉林科学技术出版社,2019.

［21］赵安芝.新编临床护理理论与实践［M］.北京:中国纺织出版社,2020.

［22］孔彦霞.儿科临床护理技术［M］.天津:天津科学技术出版社,2018.

［23］张程程.临床护理理论与实践［M］.北京:华龄出版社,2019.

［24］王艳.常见病护理实践与操作常规［M］.长春:吉林科学技术出版社,2020.

［25］张晓霞,于丽丽.外科护理［M］.济南:山东人民出版社,2021.

［26］王庆秀.内科临床诊疗及护理技术［M］.天津:天津科学技术出版社,2020.

［27］丁海燕,宋洁,韩莹波.临床护理实践研究［M］.赤峰:内蒙古科学技术出版社,2018.

［28］吴小玲.临床护理基础及专科护理［M］.长春:吉林科学技术出版社,2019.

［29］刘丽琴.现代内科护理精粹［M］.西安:西安交通大学出版社,2018.

［30］叶丹.临床护理常用技术与规范［M］.上海:上海交通大学出版社,2020.

［31］任潇勤.临床实用护理技术与常见病护理［M］.昆明:云南科学技术出版社,2020.

［32］孙平.实用临床护理实践［M］.天津:天津科学技术出版社,2018.

［33］魏晓莉.医学护理技术与护理常规［M］.长春:吉林科学技术出版社,2019.

［34］万霞.现代专科护理及护理实践［M］.开封:河南大学出版社,2020.

［35］周红梅.实用临床综合护理［M］.汕头:汕头大学出版社,2021.

［36］张丽娟,庞尔平.神经源性偏头痛实施综合护理干预的效果分析［J］.基层医学论坛,2021,25(12):1706-1708.

［37］叶青,刘娜,李卫华.脑深部电刺激术联合针对性护理对帕金森病患者的护理效果［J］.国际护理学杂志,2020,39(24):4501-4503.

［38］代琳琳.加强支气管哮喘患者口腔、呼吸道护理对治疗效果的影响［J］.保健医学研究与实践,2021,28(1):93-96.

［39］祭晓博.综合护理干预对病毒性心肌炎患者生活质量与预后的影响［J］.中外医疗,2021,40(7):144-146.

［40］麦倩婷,张莹莹,林展华,等.心理护理对肾病综合征患者焦虑情绪的改善和护理质量评价［J］.中国社区医师,2021,37(10):169-170.